呼吸道病毒感染
诊断与治疗

总主编　王韬 教授

中国科普作家协会　医学科普创作专委会主任委员

主编 —— 揭志军

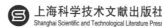

上海科学技术文献出版社
Shanghai Scientific and Technological Literature Press

图书在版编目（CIP）数据

呼吸道病毒感染诊断与治疗 / 揭志军主编 . —上海：上海科学技术文献出版社，2023

（健康中国·家有名医丛书）

ISBN 978-7-5439-8602-2

Ⅰ . ①呼… Ⅱ . ①揭… Ⅲ . ①呼吸道传染病毒—疾病—诊疗—普及读物 Ⅳ . ① R56-49

中国版本图书馆 CIP 数据核字 (2022) 第 113506 号

选题策划：张　树
责任编辑：苏密娅
封面设计：留白文化

呼吸道病毒感染诊断与治疗
HUXIDAO BINGDU GANRAN ZHENDUAN YU ZHILIAO
主编　揭志军
出版发行：上海科学技术文献出版社
地　　址：上海市长乐路 746 号
邮政编码：200040
经　　销：全国新华书店
印　　刷：商务印书馆上海印刷有限公司
开　　本：650mm×900mm　1/16
印　　张：10.75
字　　数：108 000
版　　次：2023 年 1 月第 1 版　2023 年 1 月第 1 次印刷
书　　号：ISBN 978-7-5439-8602-2
定　　价：38.00 元
http://www.sstlp.com

"健康中国·家有名医" 丛书总主编简介

王 韬

上海市同济医院急诊医学部主任兼创伤中心主任,上海领军人才,全国创新争先奖状、国家科技进步奖二等奖获得者,国家健康科普专家库首批成员,中国科协辟谣平台专家,国家电影局科幻电影科学顾问,中国科普期刊分级目录专家委员会成员,中国科普作家协会医学科普创作专委会主任委员,中华医学会《健康世界》杂志执行副总编。

呼吸道病毒感染诊断与治疗
作者简介

揭志军

博士，主任医师，复旦大学博士生导师，上海市卫生系统优秀学科带头人，上海市"区域名医"，上海市优秀呼吸医师，美国 Lovelace 呼吸病研究所访问学者。复旦大学附属上海市第五人民医院呼吸与危重症医学科主任、内科规范化培训基地教学主任。中华医学会呼吸病学分会基层呼吸学组副组长，上海基层呼吸疾病防治联盟执行主席，中华医学会呼吸病分会感染学组委员，中国医师协会中西医结合医师分会呼吸病学常务委员，上海市医学会呼吸病专业委员会委员兼感染学组副组长，上海市医师协会呼吸内科医师分会（第二届）委员会委员兼秘书。主持国家自然科学基金、上海市科委、上海市卫健委等多项课题；以第一作者或通讯作者发表论文 70 余篇，SCI 论文 40 篇（影响因子合计 >200 分）；2013 年 4 月以并列第一作者在国际顶尖医学期刊《新英格兰医学杂志》发表了关于人感染新型 H7N9 禽流感病毒的论文。参与获得 2017 年国家科技进步奖特等奖；2021 年获得上海市医学科技进步三等奖（第一完成人）。

"健康中国·家有名医"丛书编委会

丛书总主编：

王　韬　　上海市同济医院急诊医学部兼创伤中心主任、
　　　　　主任医师、教授

丛书副总主编：

方秉华　　上海市公共卫生临床中心党委书记、主任医师、教授
唐　芹　　中华医学会科普专家委员会副秘书长、研究员

丛书编委：

马　骏　　上海市同仁医院院长、主任医师
卢　炜　　浙江传媒学院电视艺术学院常务副院长、党委副书记
冯　辉　　上海中医药大学附属光华医院副院长、主任医师
许方蕾　　上海市同济医院护理部主任、主任护师
李本乾　　上海交通大学媒体与传播学院院长、教育部"长江学者"
　　　　　特聘教授
李江英　　上海市红十字会副会长
李春波　　上海交通大学医学院附属精神卫生中心副院长
　　　　　上海交通大学心理与行为科学研究院副院长、主任医师
吴晓东　　上海市医疗急救中心党委书记
汪　妍　　上海电力医院副院长、主任医师
汪　胜　　杭州师范大学护理学院党总支书记兼副院长、副教授
宋国明　　上海市第一人民医院党委副书记、纪委书记、副研究员
张春芳　　上海市浦东新区医疗急救中心副主任
张雯静　　上海市中医医院党委副书记、主任医师

苑　杰　华北理工大学冀唐学院院长、主任医师、教授
罗　力　复旦大学公共卫生学院党委书记、教授
周行涛　复旦大学附属眼耳鼻喉科医院院长、主任医师、教授
唐　琼　上海市计划生育协会专职副会长
陶敏芳　上海市第八人民医院院长、主任医师、教授
桑　红　长春市第六医院主任医师、教授
薄禄龙　海军军医大学第一附属医院麻醉科副主任、副主任医师、
　　　　副教授

本书编委会

主　编　揭志军
副主编　施劲东　冯净净
秘　书　何燕超

编　委（按姓氏拼音首字母排序）
都　勇　复旦大学附属上海市第五人民医院　呼吸与
　　　　危重症医学科
冯净净　复旦大学附属上海市第五人民医院　呼吸与
　　　　危重症医学科
何燕超　复旦大学附属上海市第五人民医院　呼吸与
　　　　危重症医学科
何　炜　复旦大学附属上海市第五人民医院　呼吸与
　　　　危重症医学科
揭志军　复旦大学附属上海市第五人民医院　呼吸与
　　　　危重症医学科
马赞颂　复旦大学附属上海市第五人民医院　中医科

梅周芳　复旦大学附属上海市第五人民医院　呼吸与
　　　　危重症医学科
施劲东　复旦大学附属上海市第五人民医院　呼吸与
　　　　危重症医学科
施天昀　复旦大学附属上海市第五人民医院　呼吸与
　　　　危重症医学科
张　萌　复旦大学附属上海市第五人民医院　呼吸与
　　　　危重症医学科

总　序

　　近日，中共中央办公厅、国务院办公厅印发了《关于新时代进一步加强科学技术普及工作的意见》，从加强科普能力建设、促进科普与科技创新协同发展等七个方面着重强调了科普是国家和社会普及科学技术知识、弘扬科学精神、传播科学思想、倡导科学方法的活动，是实现创新发展的重要基础性工作。这是对新时代科普工作提出新的明确要求，是推动新时代科普创新发展的重大契机。为响应号召，推进完成在科普发展导向上强化战略使命、发挥科技创新对科普工作的引领作用、发挥科普对于科技成果转化的促进作用的三大重要科普任务；促进我国科普事业蓬勃发展，营造热爱科学、崇尚创新的社会氛围，构建人类命运共同体，上海科学技术文献出版社特此策划推出"健康中国·家有名医丛书"。

　　健康是人最宝贵的财富，然而疾病是其绕不开的话题。随着社会发展，在人们物质水平提高的同时，这让更多人认识到健康的重要性，激发了全社会健康意识的觉醒。对健康的追求也有着更高的目标，不再局限于简单的治已病，而是更注重"未病先防、既病防变、愈后防复"。多方面的因素使得全民健康成为"热门"话题。

　　现代社会快节奏和高强度的生活方式，使我们常常处于亚健康状态。美食诱惑、运动不足、嗜好烟酒，往往导致肥胖，诱发高血压、高血脂、高血糖、高尿酸乃至冠心病、脑卒中，甚至损伤肺功能，造成肾功能衰退，而久病卧床又会造成肺炎、压疮、下肢血管栓塞等衍生疾病……凡此种种，严重影响人们的健康生活。

　　"经济要发展，健康要上去"，是每个老百姓的追求。"健康中

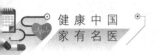

国"不是一个口号，也不是一串数字。人民健康是民族昌盛和国家富强的重要标志，健康是人们最具普遍意义的美好生活需要。该丛书遴选临床常见病、多发病，为广大读者提供一套随时可以查阅的医学科普读物。

这套丛书，为广大读者提供一份随时可以查阅的医学手册，帮助读者了解与疾病预防治疗相关的各类知识，探索疾病发生发展的脉络，为找寻最合适的治疗方法提供参考。为全社会健康保驾护航，让大众更加关注基础疾病的治疗，提高机体免疫力。在为患者答疑解惑的同时，也传递了重要的健康理念。

本丛书秉承上海科学技术文献出版社曾经出版的"挂号费"丛书理念，作为医学科普读物，为广大读者详细介绍了各类常见疾病发病情况、疾病的预防、治疗，生活中的饮食、调养，疾病之间的关系，治疗的误区，患者的日常注意事项等。其内容新颖、系统、实用，适合患者、患者家属及广大群众阅读，对医生临床实践也具有一定的参考价值。本丛书版式活泼大气、文字舒展，采用一问一答的形式，逻辑严密、条理清晰、方便阅读，便于读者理解；行文深入浅出，对晦涩难懂的术语采用通俗表达，降低阅读门槛，方便读者获取有效信息，是可以反复阅读、随时查询的家庭读物，宛若一位指掌可取的"家庭医生"。

本丛书诚邀上海各三甲医院专科医生担任主编撰稿，每册书十万余字，一病一书，精选最为常见和患者最为关心的内容，删繁就简，避免连篇累牍又突出重点。本套"健康中国·家有名医"丛书在2020年出版了第一辑21册，现在第二辑27册也顺利与广大读者见面了。

这是一份送给社会和大众的健康礼物，看到丛书出版，我甚是欣慰。衷心盼望丛书可以让大众更了解疾病、更重视健康、更懂得未病先防，为健康中国事业添砖加瓦。

2022 年 10 月

目　录

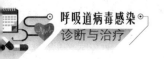

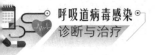

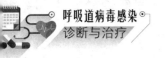

基础知识篇

病毒是什么样的生物 ⊃

病毒是非细胞生命形态中的一种,它很难被定义。随着生物学研究进展,人类发现了很多比病毒更小的微生物,因此对于病毒的认知亦不断进步并修正。这里的病毒特指狭义病毒的概念,它包含有核酸和蛋白质外壳,没有自己的代谢机构和酶系统,必须寄生在其他生物细胞内,并借助宿主细胞的物质和能量进行"繁衍",然后将遗传物质传播出去。因此,病毒离开了宿主细胞,就没有了生命活动。

病毒如何在体内繁衍 ⊃

我们将病毒的繁衍称为病毒的复制周期,首先它需要吸附于宿主细胞,并将自身的遗传物质——核酸注入细胞内,病毒核酸在细胞内进行反转录或整合入宿主细胞的 DNA 进行合成,然后利用宿主细胞转录 RNA,翻译蛋白质,再组装成完整的病毒,最后从细胞内释放出去。释放的病毒会再次吸附附近的细胞,继续循环这个过程,从而不断地进行复制,入侵宿主细胞。

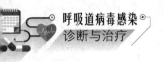

常见的呼吸道病毒有哪些

呼吸道病毒定义为以呼吸道为侵入门户,在呼吸道黏膜上皮细胞中增殖并引起呼吸道局部感染或呼吸道以外组织器官病变的一类病毒。常见的呼吸道病毒有以下几大类:

① 鼻病毒(rhinoviruses)。

② 冠状病毒(cornavirus)。

③ 流感病毒(influenza virus)。

④ 副流感病毒(parainfluenza virus)。

⑤ 腺病毒(adenovirus)。

⑥ 呼吸道合胞病毒(respiratory syncytialvirus)。

⑦ 肠道病毒(enterovirus)。

⑧ 其他病毒,如呼肠病毒1~3型、单纯疱疹Ⅰ型病毒和EB病毒,麻疹、风疹、水痘、腮腺炎、埃可病毒、柯萨奇病毒等。

什么是呼吸道病毒感染

呼吸道病毒感染是由呼吸道病毒侵犯上、下呼吸道黏膜并在其中增殖,破坏局部纤毛上皮、纤毛运动停止,产生各种呼吸道症状的一组疾病,易继发细菌感染。呼吸道病毒感染主要包括:病毒性急性上呼吸道感染、病毒性急性气管-支气管炎、病毒性肺炎等。

1. **病毒性急性上呼吸道感染**　包括鼻腔、咽或喉部病毒感染的总称。

2. **病毒性急性气管-支气管炎**　由病毒感染引起的气管支气管黏膜的急性炎症。引起急性支气管炎的病毒与引起上呼吸道感染的病毒一致,亦多继发于上呼吸道病毒感染。

3. **病毒性肺炎**　由呼吸道病毒侵袭肺组织引起的炎症,可由上呼吸道病毒感染向下蔓延或直接感染肺部所致,免疫缺陷患者可由血行播散感染。

急性上呼吸道感染是如何发生的呢

急性上呼吸道感染简称"上感",是包括鼻腔、咽或喉部急性炎症的总称。广义的上感是一组疾病,包括普通感冒、病毒性咽炎、喉炎、疱疹性咽峡炎、咽结膜热、细菌性咽-扁桃体炎等。狭义的上感又称普通感冒,是最常见的急性呼吸道感染性疾病,多呈自限性,但发生率较高。

1. **普通感冒**　俗称"伤风",又称急性鼻炎或上呼吸道卡他,多由鼻病毒引起,其次为冠状病毒、副流感病毒、呼吸道合胞病毒、埃可病毒、柯萨奇病毒等引起。主要表现为鼻部症状,如喷嚏、鼻塞、流清水样鼻涕,也可表现为咳嗽、咽干、咽痒或灼热感,甚至鼻后滴漏感。发病同时或数小时后可有喷嚏、鼻塞、流清水样鼻涕等症状。2～3天后鼻涕变稠,常伴咽痛、流泪、味觉减退、

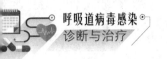

呼吸不畅、声嘶等。一般无发热及全身症状,或仅有低热、不适、轻度畏寒、头痛。体检可见鼻黏膜充血、水肿、有分泌物,咽部轻度充血。并发咽鼓管炎时可有听力减退等症状。脓性痰或严重的下呼吸道症状提示合并鼻病毒以外的病毒感染或继发细菌性感染。如无并发症,5~7天可自愈。

2. **病毒性咽炎**　多由鼻病毒、腺病毒、流感病毒、副流感病毒以及肠道病毒、呼吸道合胞病毒等引起。主要表现为咽部发痒或灼热感,咳嗽少见,咽痛不明显。当吞咽疼痛时,常提示有链球菌感染。流感病毒和腺病毒感染时可有发热和乏力。腺病毒咽炎可伴有眼结合膜炎。体检咽部明显充血水肿,颌下淋巴结肿大且触痛。

3. **病毒性喉炎**　多由鼻病毒、甲型流感病毒、副流感病毒及腺病毒等引起。临床特征为声嘶、讲话困难、咳嗽时疼痛,常有发热、咽痛或咳嗽。体检可见喉部水肿、充血,局部淋巴结轻度肿大和触痛,可闻及喉部的喘鸣音。

4. **疱疹性咽峡炎**　常由柯萨奇病毒A引起,表现为明显咽痛、发热,病程约1周,多于夏季发作,儿童多见,偶见于成年人。体检可见咽充血,软腭、悬雍垂、咽及扁桃体表面有灰白色疱疹及浅表溃疡,周围有红晕,以后形成疱疹。

5. **咽结膜热**　主要由腺病毒、柯萨奇病毒等引起。临床表现有发热、咽痛、畏光、流泪,体检可见咽及结合膜明显充血。病程4~6天,常发生于夏季,儿童多见,游泳者易于传播。

6. **细菌性咽-扁桃体炎**　多由溶血性链球菌,其次为流感嗜血杆菌、肺炎球菌、葡萄球菌等引起。起病急、明显咽痛、畏寒、发热(体温可达 39 ℃以上)。体检可见咽部明显充血,扁桃体肿大、充血,表面有黄色脓性分泌物,颌下淋巴结肿大、压痛,肺部无异常体征。

哪些情况下容易诱发急性上呼吸道感染

各种导致全身或呼吸道局部防御功能降低的原因,如受凉、淋雨、气候突变、过度疲劳等可使原已存在于上呼吸道的或从外界侵入的病毒或细菌迅速繁殖,从而诱发本病。老幼体弱,免疫功能低下或患有慢性呼吸道疾病的患者易感。急性上呼吸道感染有 70%～80% 由病毒引起。包括鼻病毒、冠状病毒、腺病毒、流感和副流感病毒、呼吸道合胞病毒、埃可病毒、柯萨奇病毒等。另有 20%～30% 的上感由细菌引起。细菌感染可直接感染或继发于病毒感染之后。

病毒性肺炎是如何发生的呢

病毒性肺炎是由呼吸道病毒侵袭肺组织引起的炎症,可由上呼吸道病毒感染向下蔓延或直接感染肺部所致,免疫缺陷患者可由血行播散感染。本病一年四季均可发生,但大多见于冬春季节,可暴发或散发流行。病毒性肺炎的发生与病毒的毒力、感染途径以及宿主的年龄、免疫功能状态等有关。引起肺炎的

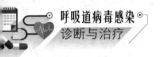
病毒不多见,其中以流行性感冒病毒为常见,其他为副流感病毒、巨细胞病毒、腺病毒、鼻病毒、冠状病毒和某些肠道病毒,如柯萨奇、埃可病毒等,以及单纯疱疹、水痘-带状疱疹、风疹、麻疹等病毒。婴幼儿还常由呼吸道合胞病毒感染产生肺炎。病毒性肺炎多发生于冬春季节,可散发流行或暴发。随着检测技术的进步,发现病毒性肺炎的发病率被严重低估。病毒性肺炎临床症状表现不一,多数病毒性肺炎预后较好,X线或CT见斑片状渗出影,患者仅有头痛、乏力、发热、咳嗽、并咳少量黏痰,病程一般为1~2周。免疫缺损的患者病毒性肺炎往往比较严重,X线或CT见大片实变影,有持续性高热、心悸、气急、发绀、极度衰竭,可伴休克、心力衰竭和氮质血症。由于肺泡间质和肺泡内水肿,严重者可发生呼吸窘迫综合征。病毒性肺炎患者体检可有湿啰音。该病死亡率较高。

呼吸道病毒感染是否具有传染性

所有呼吸道病毒感染均具有一定的传染性,因多数常见普通呼吸道病毒感染症状较轻,具有一定的自限性,社会危害程度低,故未纳入国家传染病目录。目前纳入国家传染病目录的呼吸道病毒感染如下:

1. **乙类疾病** 传染性非典型肺炎(Severe Acute Respiratory Syndrome, SARS)、人感染高致病性禽流感、新型冠状病毒感染。

2. **丙类疾病** 甲型 H1N1 流感(2009 年新增)、流行性感冒。

常见呼吸道病毒的结构是怎么样的

呼吸道病毒和其他病毒一样,由中心的核酸(DNA 或 RNA)和外面包着的衣壳(1 层有规律地排列的蛋白亚单位)构成,一些病毒衣壳外面还有脂质和糖蛋白构成包膜,可表现为不同的形状。

如流感病毒,呈球形,新分离的毒株则多呈丝状,其直径为80～120 nm,丝状流感病毒的长度可达 4 000 nm,中心是它的遗传物质是单股负链 RNA,衣壳由基质蛋白基质蛋白(M1)和膜蛋白(M2)构成,衣壳外面有一层磷脂双分子层包膜,在病毒表面蛋白突触样结构——血凝素(HA)和神经氨酸酶(NA)。

流感病毒和新型冠状病毒有什么不同

流感病毒是单股负链 RNA 病毒,主要通过血凝素与宿主唾液酸受体相结合,进而吸附进入细胞繁殖,流感、禽流感、猪流感等均为流感病毒感染人的疾病。新型冠状病毒属于冠状病毒中的 β 属,是单股正链的 RNA 病毒,新型冠状病毒与宿主血管紧张素转换酶 2(ACE2)受体相结合进而吸附进入细胞繁殖,造成新型冠状病毒感染。

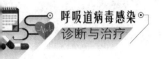

什么是流感

　　流感是流行性感冒的简称,是流感病毒引起的一种急性呼吸道疾病,属于丙类传染病。依据核蛋白(NP)和基质蛋白(MP)抗原性,流感病毒通常分甲(A)、乙(B)、丙(C)3型,目前又发现一种丁型。甲型流感依据其外膜血凝素(H)和神经氨酸酶(N)蛋白抗原性不同,又可分为18个H亚型(H1~H18)和11个N亚型(N1~N11),H为流感病毒的吸附蛋白,其中人对H1和H3亚型易感,目前主要感染人类的流感病毒为H1N1、H2N2、H3N2。流感传播迅速,每年可引起季节性流行,在学校、托幼机构和养老院等人群聚集的场所可发生暴发疫情。在新型冠状病毒肺炎疫情前,传染病专家学者认为流感病毒是威胁人类最大的病毒,因此,我国已建立了国家流感中心。流感临床症状表现不一,多数患者仅表现为急性上呼吸道感染,但一般症状较其他呼吸道病毒严重,以发热、乏力等全身症状为主要表现,可伴有咽痛、鼻塞、流涕、咳嗽等局部症状。少数患者可出现病毒性肺炎,5岁以下儿童、孕妇、老年人和慢性基础疾病患者等属于高危人群,患流感后出现严重疾病和死亡的风险较高。

什么是禽流感

　　禽流感病毒属甲型流感病毒属,除感染禽外,还可感染人、猪、马、水貂和海洋哺乳动物。由于禽流感病毒的血凝素结构等特点，一般感染禽类，当病毒在复制过程中发生变异（基因重配），获得感染人的能力，才可能造成人感染禽流感疾病的发生。至今发现能直接感染人的禽流感病毒亚型有：H5N1、H7N1、H7N2、H7N3、H7N7、H9N2 和 H7N9 亚型，其中 H5N1、H7N9 感染病患病情重，属于人感染高致病性禽流感，为乙类传染病，但采取甲类传染病的预防、控制措施。高致病性禽流感病毒，可以感染人，但不容易在人与人之间传播，可以有限的人传人，多为密切接触后传染。

冠状病毒是如何分类的

冠状病毒可分为 4 个属：α、β、γ、δ，其中 β 属冠状病毒又可分为 4 个独立的亚群 A、B、C 和 D 群。冠状病毒引起急性上呼吸道感染，约占 30%，仅次于鼻病毒。重症急性呼吸窘迫综合征（Severe Acute Respiratory Syndrome, SARS）冠状病毒、中东呼吸综合征（Middle East Respiratory Syndrome, MERS）冠状病毒、新型冠状病毒（COVID-19）均为 β 属。

什么是传染性非典型肺炎

传染性非典型肺炎，简称"非典"，因其发现之初主要表现为

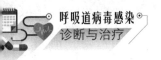

不明原因的肺炎,既往被误认为是不典型病原体感染,故以此命名。国际上将其称为重症急性呼吸窘迫综合征(SARS),其主要是由 SARS 冠状病毒感染引起的呼吸道传染病,2002 年首先出现在我国广东省部分地区,之后波及我国 24 个省、自治区、直辖市和全球其他 28 个国家和地区,属于乙类传染病,但采取甲类传染病的预防、控制措施。

SARS 临床起病急,常具有高热、咳嗽,伴全身和呼吸系统症状,X 线和 CT 多表现为大面积肺实质病变。SARS 经呼吸道传播,传染性强,多为家庭聚集性发病,传播速度快,死亡率高,约为 10.88%。

什么是中东呼吸综合征

中东呼吸综合征(Middle East Respiratory Syndrome,MERS)是由 MERS 冠状病毒引起的病毒性呼吸道疾病,于 2012 年在沙特阿拉伯首次得到确认。MARS 临床症状与 SARS 类似,但症状更重。MARS 经呼吸道传播,传染性强,多为医院聚集性发病,死亡率极高,约为 34.4%。

什么是新型冠状病毒肺炎

新型冠状病毒肺炎是由新型冠状病毒感染所致的以呼吸道

疾病为主要表现的一种传染病,属于乙类,但采取甲类传染病的预防、控制措施。2019年12月以来,湖北省武汉市部分医院陆续发现了多例有华南海鲜市场暴露史的不明原因肺炎病例,证实为2019新型冠状病毒感染引起的急性呼吸道传染病。2020年2月11日,世界卫生组织(WHO)总干事谭德塞在瑞士日内瓦宣布,将新型冠状病毒感染的肺炎命名为"Corona Virus Disease 2019,COVID-19"。因新型冠状病毒肺炎不一定会表现为肺炎,为更准确地认知新型冠状病毒肺炎,2月22日,国家卫生健康委发布通知,"新型冠状病毒肺炎"修订为"COVID-19"。它的临床表现以发热、干咳、乏力等为主要症状,少数患者伴有鼻塞、流涕、腹泻等上呼吸道和消化道症状。重症病例多在1周后出现呼吸困难,严重者快速进展为急性呼吸窘迫综合征、脓毒症休克、难以纠正的代谢性酸中毒和出凝血功能障碍及多器官功能衰竭等。值得注意的是重症、危重症患者病程中可为中低热,甚至无明显发热。轻型患者仅表现为低热、轻微乏力等,无肺炎表现。亦存在无症状携带者。COVID-19经呼吸道传播,传染性极强,老年人和有慢性基础疾病者预后较差。儿童病例症状相对较轻。不同地区病死率差异大,总体为1%~3%。

(何燕超)

流行病学研究篇

呼吸道病毒感染的发病情况如何

　　急性上呼吸道病毒感染全年皆可发病,冬春季较多,可通过含有病毒的飞沫或被污染的手和用具传播,多为散发,但可在气候突变时小规模流行。由于引起上感的病毒类型较多,机体对各种病毒感染后产生的免疫力较弱且短暂,病毒之间无交叉免疫,同时健康人群亦可携带,故可反复发病,成人每年发生2~4次,儿童发生率更高,每年6~8次。引起急性上呼吸道感染的病毒主要有鼻病毒、冠状病毒、腺病毒、副流感病毒、呼吸道合胞病毒、埃可病毒、柯萨奇病毒等。其中鼻病毒是最常见的病毒,冠状病毒次之,副流感病毒和呼吸道合胞病毒再次之,余病毒感染占比相对较低。

　　病毒性支气管炎发病率略低于急性上呼吸道病毒感染,多继发于急性上呼吸道病毒感染,受凉为主要原因,秋冬为本病多发季节,寒冷地区也多见,在流感流行时,本病的发生率升高。

　　病毒性肺炎全年均可发生,但大多见于冬春季节,可暴发或散发流行,但发病率显著低于上呼吸道病毒感染。病毒性肺炎的发生与病毒的毒力、感染途径以及宿主的年龄、免疫功能状态等有关。引起肺炎的呼吸道病毒不多见,其中以流感病毒为常见,其他为副流感病毒、巨细胞病毒、腺病毒、鼻病毒、冠状病毒和某些肠道病毒,如柯萨奇、埃可病毒等,以及单纯疱疹、水痘-带状疱疹、风疹、麻疹等病毒。婴幼儿还常由呼吸道合胞病毒感染产生肺炎。

流感病毒的流行情况如何

流感每年可引起季节性流行,在学校、托幼机构和养老院等人群聚集的场所可发生暴发疫情,目前感染人的主要是甲型流感病毒中的 H1N1、H3N2 亚型及乙型流感病毒中的 Victoria 和 Yamagata 系,其中 H1N1 最常见。一项全球的研究显示,成年人感染率为 10.7%、患病率为 4.4%。孕妇、婴幼儿、老年人和慢性基础疾病患者等为高危人群,有重症倾向,死亡的风险较高。据世界卫生组织(WHO)估计,每年季节性流感在全球可导致300 万~500 万重症病例,29 万~65 万人死亡。我国流感监测显示,每年流感周期性流行呈多样化的空间模式和季节性特征,北纬 33 度以北的北方省份,呈冬季流行模式,每年 1~2 月单一年度高峰,北纬 27°以南的最南方省份,每年 4~6 月单一年度高峰,两者之间的中纬度地区,每年 1~2 月和 6~8 月双周期高峰。

流感大流行警戒级别

1 级:在自然界中,流感病毒长期在动物间尤其是鸟类中传

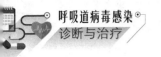

播,但从未有此类病毒导致人类感染的报告,即便从理论上讲它们有可能进化为可引发人类流感大流行的病毒。

2级:在家养或野生动物间流行的已知的动物流感病毒导致了人类感染,被视为有流感大流行的潜在威胁。

3级:某种动物流感病毒或动物流感病毒和人类流感病毒重组后的病毒,已经在人群中造成零星或小规模传染,但尚未出现足以导致人际间大流行的传播能力。

4级:某种动物流感病毒或动物流感病毒和人类流感病毒重组后的病毒,已经证实可在人际间传播,并在社区层面暴发,这是流感大流行风险增大的重要节点,但并不意味着流感大流行肯定会出现。

5级:某种流感病毒在同一地区至少两个国家的人际间传播。尽管在这一级别,其他大多数国家仍未受影响,但它是一个重要信号,表明流感大流行"正在逼近"。

6级:某种流感病毒在疫情发源地以外其他地区的至少一个国家发生了社区层面的暴发,表明病毒正在全球蔓延,这也是流感大流行级。

人感染高致病性禽流感对全球的危害情况如何

自1878年鸡瘟发生后,1901年从这种"鸡瘟病原"分离到鸡瘟病毒(fowl plague virus, FPV);1955年,根据病毒颗粒核蛋白抗原特性,认定FPV为甲型流感病毒的一员。绝大多数禽流感在禽中并不引起鸡瘟,甚至呈静默感染或健康携带状态,比如H7N9亚型。

1997年H5N1亚型禽流感在中国香港地区被首次发现能直接感染人类。截至2013年3月,全球共报告了人感染高致病性H5N1禽流感622例,其中死亡了371例。病例分布于15个国家,其中,我国发现了45例,死亡30例。大多数人感染H5N1禽流感病例为年轻人和儿童,儿童的死亡率较高。

2013年1月,我国出现3例聚集性发病不明原因肺炎病例,随后类似病例陆续出现;2013年3月,我们确认这种不明原因肺炎为人感染H7N9禽流感。通过及时关闭活禽市场,H7N9疫情被迅速控制,截至2015年1月10日,全国已确诊134人,37人死亡,76人痊愈。病例分布于上海、安徽、江苏、浙江、北京、河南、山东、江西、湖南、福建、台湾等省市和东莞、汕尾等地。病例以老年人居多,男性多于女性,老年人死亡率较高。目前,仍有人感染H7N9禽流感病例散发。

SARS 对全球的危害情况如何

SARS疫情于2002年11月16日在广东省佛山市暴发,随后出现了医务人员感染案例,疫情发生不久后就向东南亚乃至全世界播散。2003年3月25日,美国疾病控制中心和香港大学微生物系发现这是一种来自猪的"新型冠状病毒"。截至2003年8月16日SARS疫情结束,我国累计报告非典型肺炎临床诊断

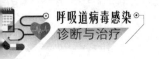

病例 7 747 例(其中中国香港 1 755 例,中国台湾 665 例),治愈出院 4 959 例,死亡 829 例(其中中国香港 300 例,中国台湾 180 例,另有 19 例死于其他疾病,未列入非典病例死亡人数中);加拿大报告 251 例,死亡 41 人;新加坡报告 238 例,死亡 33 人;越南报告 63 例,死亡 5 人。

MERS 对全球的危害情况如何

2012 年 9 月沙特阿拉伯出现新型冠状病毒感染的重症病例,随后在中东、欧洲陆续出现病例报道。截至 2013 年 7 月,全球共向世界卫生组织通报了 80 例感染新型冠状病毒实验室确诊病例,其中 45 例死亡。2013 年 5 月 15 日,国际病毒分类委员会冠状病毒研究小组在《病毒学杂志》上发布了公告,经过测序分析,发现这是一种新型冠状病毒,将其命名为"中东呼吸综合征冠状病毒(Middle East Respiratory Syndrome Coronavirus, MERS-CoV)"。2013 年 5 月 23 日,世卫组织将这种病其命名"中东呼吸综合征"(Middle East Respiratory Syndrome, MERS)。自 2012 年 9 月起,已发现 496 例确认感染病毒患者,导致沙特阿拉伯至少 126 人死亡。所有病例均与阿拉伯半岛的 7 个国家相关联。

新型冠状病毒感染对全球的危害情况如何

2019 年 12 月,我国武汉出现聚集性不明原因肺炎病例,

2020 年 1 月 7 日 21 时,我国学者确认其为一种新型冠状病毒感染,故称之为新型冠状病毒肺炎。2020 年 1 月 12 日,世界卫生组织正式将其命名为 2019-nCoV。因新型冠状病毒肺炎感染不一定会出现肺炎,为更准确的命名此次疫情,后更正为"新型冠状病毒感染"。

2020 年 1 月 30 日,世界卫生组织(WHO)宣布,将新型冠状病毒疫情列为国际关注的突发公共卫生事件(PHEIC)。3 月 11 日,WHO 宣布新型冠状病毒肺炎疫情的暴发已经构成一次全球性"大流行"。新型冠状病毒肺炎疫情在传播过程中亦在不断变异,使之更容易传播。2020 年 9 月,英国出现一种变异新型冠状病毒 B.1.1.7,传染性增强。截至 2021 年 3 月 22 日,全球累计确诊病例超过 1.2 亿人,累计死亡超过 270 万人。美国因防控不利,累计确诊 3 000 万人,死亡 55 万人,高居全球第一位。

（何燕超）

病毒传播知识篇

呼吸道病毒常见的传播方式有哪些

既往认为主要包括经空气传播(airborne transmission)、经飞沫传播(droplet transmission)、经飞沫核传播(droplet nucleus transmission)、经尘埃传播(dust transmission)、经接触传播(contact infection)等。

目前国际上对呼吸道传染病的传播方式进行了重新定义，包括空气传播、飞沫传播、接触传播等。

1. 飞沫传播

含有大量病原体的飞沫在患者呼气、喷嚏、咳嗽时经口鼻排入环境，大的飞沫迅速降落到地面，小的飞沫在空气中短暂停留，局限于传染源周围。因此，经飞沫传播只能累及传染源周围的密切接触者。此种传播在一些拥挤的公共场所如车站、学校、临时工棚、监狱等较易发生。飞沫体积较大($>5\ \mu m$)，传播距离短，通常这个距离是 1 m。

2. 接触传播

病原体通过手、媒介物直接或间接接触导致的传播。比如新型冠状病毒，新型冠状病毒感染者用手接触自身喷嚏、咳嗽的分泌物，通过与他人握手、用带有病毒的手接触公共物品，间接传播给其他人。

3. 气溶胶传播

既往我们将经飞沫传播、经飞沫核传播与经尘埃传播(dust transmission)泛归于空气传播,2019年1月31日公布的《医院隔离技术规范》WS/T 311—2009对术语进行重新解释。将带有病原微生物的微粒子(≤5 μm)通过空气流动导致的疾病传播定义为空气传播,而病原微生物的微粒子(＞5 μm)的飞沫传播与空气传播呈并列的关系。

为什么要避免接触活禽

禽流感的传染源是活禽,禽-人传播、环境(禽排泄物污染的环境)-人传播是禽流感的主要传播途径。经研究报道,H5N1案例主要途径是密切接触病死禽,高危行为包括宰杀、拔毛和加工被感染禽类,暴露于家禽的粪便也被认为是一种传染来源,少数案例中,儿童在散养家禽频繁出现的区域玩耍时感染;H7N9案例主要是通过直接接触禽类或其排泄物污染的物品、环境而感染,另外有少数聚集性病例,不能排除有限的人传人。

哪些患者具有传染性

流感的患者为传染源,呼吸道症状明显的患者传染性较强,主要通过飞沫传播,但流感多为自限性疾病,因此,病初2～3天传染性强;禽流感患者暂无传染证据,主要通过禽-人传播,

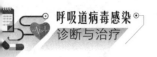

H7N9 患者不排除有限的传染性。

SARS 的患者为传染源,呼吸道症状明显的患者传染性较强,可经飞沫传播和接触传播,可经口腔、鼻腔、眼睛等黏膜直接或间接接触后感染,间接接触污染物品也可感染。

MERS 的患者为传染源,但传播能力有限,主要通过接触骆驼或食用骆驼肉、生饮骆驼奶或其他动物奶水感染。

新型冠状病毒肺炎的患者为传染源,主要经飞沫和密切接触传播,接触病毒污染物品也可造成感染,也可经气溶胶传播,发病后 5 天内传染性较强。

无症状感染者有传染性吗

流感的潜伏期约为 1 周,已有临床研究证明无症状感染者具备传染性,但传染能力较患者低。临床尚未发现禽流感的无症状感染者具备传染性。SARS 的潜伏期通常限于 2 周之内,一般为 2～10 天,临床尚无发现无症状感染者具备传染性。MERS 的潜伏期最长为 14 天,临床尚未发现无症状感染者具备传染性。COVID-19 的潜伏期通常限于 2 周之内,但亦有超过 1 个月的病患,已有临床研究证明无症状感染者具备传染性。

呼吸道病毒感染好转之后还有传染性吗

一般来说,呼吸道病毒感染好转之后均不具备传染性,但研究发现,新型冠状病毒肺炎患者在好转后,粪便、尿液等排泄物中仍能检测到病毒核酸,一般持续不超过 2 周,故对于新型冠状病毒肺炎患者,在好转后仍需隔离 14 天,并在出院后第 2、4 周到医院随访复诊。

哪些人是呼吸道病毒感染的易感人群, 流感和新型冠状病毒肺炎有不同吗

呼吸道病毒人群普遍易感。

流感病毒传染源主要为流感患者及隐性感染者。它主要经飞沫传播,流感病毒在空气中大约存活半小时,亦可经接触传播,可经口腔、鼻腔、眼睛等黏膜直接或间接接触后感染,间接接触污染物品也可感染。其病毒受体为唾液酸 α2-3 半乳糖(SAα2,3Gal)和唾液酸 α2-6 半乳糖(SAα2,6Gal)。

新型冠状病毒传染源主要为患者、无症状感染者。它主要经飞沫和接触传播,气溶胶和粪—口等传播途径尚待进一步明确,还有报道通过母婴传播。新型冠状病毒检测呈阳性的母亲可能通过胎盘将病毒传染给婴儿,且新型冠状病毒还可能在胎盘细胞中活跃复制。其病毒受体为血管紧张素转化酶 2(ACE2)。

(何燕超)

临床表现篇

普通感冒的主要症状有哪些

平时我们大家所说的"感冒"通常意义上就是普通感冒，属于轻微的上呼吸道感染。一般普通感冒病情较轻，可自愈。90％以上的感冒是由病毒引起的。一般普通感冒没有特殊的季节性，基本上是全年散发。感冒的临床表现个体差异很大。一般而言，普通感冒的潜伏期较短、起病急。患者在早期有咽部不适、干燥、打喷嚏、流清涕、鼻塞等症状；全身症状有畏寒、低热。咳嗽、鼻部分泌物增加是普通感冒的特征性症状。起病初患者鼻部出现清水样分泌物，以后可变稠，呈黄脓样；鼻塞4～5天。感冒如进一步发展，可侵入喉部、气管、支气管，出现声音嘶哑。咳嗽加重或有少量黏液痰。症状较重者有全身不适，周身酸痛、头痛、乏力、食欲减退、腹胀、便秘或腹泻。部分患者可伴发单纯性疱疹。

普通感冒后继发性细菌感染并不多见。有时可继发鼻窦炎、扁桃体炎、中耳炎等。此时患者有发热和局部疼痛、肿胀。实验室检查如有白细胞计数升高，则提示有细菌感染。流感病毒、柯萨奇病毒等感染后偶可损伤心肌，或进入人体繁殖而间接作用于心肌，引起心肌局限性或弥漫性炎症。一般在感冒1～4周内出现心悸、气短、呼吸困难、心前区闷痛及心律失常,且活动后加剧,此时应考虑急性心肌炎的可能。心电图及相关实验室检查有助于诊断。

流感的主要症状有哪些

流感是流行性感冒的简称,属于急性呼吸道传染病。一般病情较重,严重的可致命。流感由流感病毒引起,冬春高发。流感病毒分甲、乙、丙3种类型。甲型病毒常引起流感暴发流行,乙型病毒常引起局限性流行,丙型病毒一般只引起散发,较少引起流行。流感潜伏期短,传染性强,传播快,呈地方性流行。流感容易发生并发症,对老幼体弱者来说,流感是一种威胁较大的传染病,严重者可因并发症导致死亡。

1. 典型症状

一般表现为急性起病,前驱期有乏力症状,很快出现高热(可达39～40 ℃)、畏寒、寒战、头痛、全身肌肉关节酸痛等全身中毒症状,可伴或不伴鼻塞、流涕、咽喉痛、干咳、胸骨后不适、颜面潮红、眼结膜充血等局部症状。流感病程通常为4～7天,少数患者咳嗽可能持续数周之久。儿童发热程度通常高于成人,患乙型流感时恶心、呕吐、腹泻等消化道症状较成人多见。新生儿可表现为嗜睡、拒奶、呼吸暂停等。

2. 轻型流感

发热仅为轻或中度发热,全身及呼吸道症状都较轻,2～3天

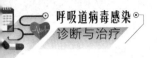

内可自我恢复或痊愈。

3. 流感病毒性肺炎

肺炎型流感起病初与典型流感症状类似,但1～3天后病情迅速加重,出现高热、咳嗽、胸痛,严重者可出现呼吸衰竭及心、肝、肾等多器官衰竭,抗生素治疗无效。

这类流感多发生在老年人、婴幼儿、慢性病患者及免疫力低下者群体,在病程5～10天内发生呼吸循环衰竭,危及生命,治疗难度极大,死亡率较高。

① 脑膜脑炎型,患者会出现意识障碍,头痛、呕吐、颈项强直等脑膜刺激征表现;

② 心肌炎型和心包炎型,病毒侵袭到心脏的心肌或心包,可能出现胸闷、胸痛等症状,化验提示心肌酶异常,心电图检查提示异常,严重者可出现心力衰竭;

③ 肌炎型,仅发生在儿童患者中,出现有肌肉疼痛、压痛、肌无力,尿液呈茶色或深红色,化验显示血清肌酸激酶、肌红蛋白升高,这些都提示有横纹肌溶解。

只有腹泻也可能是呼吸道病毒感染吗

流感病毒感染可见恶心、呕吐、腹泻为主的(胃肠型)流感患者,除发热外,以呕吐、腹泻等胃肠道症状为显著特点,多见于儿童,通常消化道症状于2～3天后缓解。

特殊类型人群流感病毒感染表现如何 ⊃

1. 儿童　流感病毒引起的喉炎、气管和支气管炎、毛细支气管炎、肺炎、中耳炎、胃肠道症状较成人常见。

2. 老人　65 岁以上患者常有基础疾病,因此患流感后病情多较严重,且进展快,肺炎的发生率高,也可并发病毒性心肌炎导致心电图异常、心衰、急性心肌梗死、脑炎、血糖控制不佳等。

3. 孕妇　妊娠中晚期妇女感染流感病毒后易发生肺炎,迅速出现呼吸困难、低氧血症甚至急性呼吸窘迫综合征(ARDS),可导致流产、早产、胎儿窘迫及胎死宫内。

呼吸道病毒感染有哪些严重的并发症 ⊃

1. 继发上呼吸道细菌性感染、气管或支气管炎、细菌性肺炎

多数病毒性上呼吸道感染病程为 5～7 天,10 天明显缓解;继发细菌感染后病程迁延。发病 10 天后症状无改善,或有退热后再次出现发热、剧烈咳嗽、脓性痰、呼吸困难,肺部湿性啰音及肺实变体征。外周血白细胞总数和中性粒细胞显著增多,需判断是否继发细菌感染。

2. 急性肺损伤和急性呼吸窘迫综合征

急性肺损伤(ALI)和急性呼吸窘迫综合征(ARDS)是一种

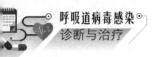

全身系统炎性疾病的肺部表现,诸多肺内或肺外疾病(如肺部感染、腹膜炎、骨折、脑挫伤、脓毒血症等)均可导致,而通过激活和释放炎性介质等活性成分可进一步导致多脏器功能障碍综合征(Multiple Organ Dysfunction Syndrome, MODS)

3. 多脏器功能障碍综合征

多脏器功能障碍综合征(MODS)是临床常见的危急重症,病因繁多,机制复杂,治疗困难,病死率高。流感导致 MODS 临床少见,多发生于儿童、有严重基础疾病的老人或免疫力低下人群,也可因流感并发急性肺损伤、休克、Reye 综合征、重症心肌炎等最终发展至 MODS 甚至多脏器功能衰竭(MOF)。

4. 中毒性休克

中毒性休克指病原微生物及其毒素、胞壁产物等侵入血液循环,激活宿主的细胞核体液免疫系统,产生各种细胞因子和内源性介质,引起全身炎症反应综合征,并作用于机体各个器官、系统,造成组织、细胞破坏,代谢紊乱,功能障碍,甚至多脏器功能衰竭,导致休克为突出表现的危重综合征。中毒性休克是微生物和机体防御机制相互作用的结果,微生物的毒力数量以及机体的内环境与应答是决定中毒性休克发展的重要因素。

5. Reye 综合征

流感相关的中枢神经系统并发症有高热惊厥、Reye 综合征、急性坏死性脑病、急性脊髓炎、格林巴利综合征等。其中,Reye 综合征又称急性脑病合并内脏脂肪变性综合征,是一种少见且严重的流感并发症。该病于 1963 年首先由 Reye 报道,90％以上发生于＜15岁小儿,以肝脂肪变性和非炎症性脑水肿为主要特点,死亡率高,预后不佳。

6. 心肌炎或心包炎

流感病毒引起的急性心肌炎较为少见,为0～11％。轻者可无自觉症状,重者可表现为各种心律失常、心包炎、急性心肌梗死,甚至发生猝死。成人临床表现一般较儿童为轻,急性期死亡率低,大部分病例预后良好。

出现哪些情况需要紧急就医

流感的诊断主要结合流行病学史、临床表现和病原学检查,对于患者来说,当身体出现这些警告信号时应立即就医。

1. 儿童患者

① 呼吸困难或呼吸急促。

② 口唇发绀。

③ 胸痛。

④ 严重的肌肉疼痛(孩子拒绝走路)。

⑤ 脱水,8小时无排尿。

⑥ 癫痫发作。

⑦ 40 ℃以上发热。

⑧ 在12周以下的儿童中,任何发热。

⑨ 退热或咳嗽,但随后又复发或恶化。

⑩ 慢性疾病恶化。

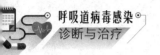
2. 成人患者

① 呼吸困难或呼吸急促。

② 胸部或腹部持续疼痛或压力。

③ 持续的头晕,疲劳,无法唤醒。

④ 癫痫发作。

⑤ 脱水。

⑥ 严重肌肉疼痛。

⑦ 退热或咳嗽,但随后又复发或恶化。

⑧ 慢性疾病恶化。

什么是重症流感,哪些人容易得重症流感

出现以下情况之一者为重症流感病例。

① 持续高热>3 天,伴有剧烈咳嗽、咳痰或胸痛。

② 呼吸频率快,呼吸困难,口唇发绀。

③ 神志改变:反应迟钝、嗜睡、躁动、惊厥等。

④ 严重呕吐、腹泻,出现脱水表现。

⑤ 合并肺炎。

⑥ 原有基础疾病明显加重。

出现以下情况之一者为危重病例。

① 呼吸衰竭。

② 急性坏死性脑病。

③ 脓毒性休克。

④ 多脏器功能不全。

⑤ 出现其他需进行监护治疗的严重临床情况。

重症感染都有哪些表现,好发于哪些人群

主要见于甲型 H1N1 流感或人禽流感患者,多在发病 3～7天出现肺炎,并可迅速出现心脏或神经系统损害等并发症,其高危人群是老人、幼童、孕产妇、患者慢性基础疾病,或免疫缺陷和免疫抑制者,病死率较高。患者原有的基础疾病可加重,少数患者的病情进展迅速,出现重症肺炎、呼吸困难、呼吸衰竭、急性呼吸窘迫综合征、气胸、纵隔气肿、胸腔积液、精神神经症状(如烦躁、谵妄)、心肌炎、心衰、肾衰,甚至多脏器功能不全或衰竭。极少数可表现为中毒型,表现为高热、脓毒症、感染性休克及弥漫性血管内凝血等严重并发症。

新型冠状病毒肺炎的症状有哪些

得了新型冠状病毒肺炎不一定马上发病,其潜伏期 1～14天,多为 3～7 天,以发热、干咳、乏力为主要表现。部分患者以嗅觉、味觉减退或丧失等为首发症状,少数患者伴有鼻塞、流涕、咽痛、结膜炎、肌痛和腹泻等症状。重症患者多在发病一周后出现呼吸困难和(或)低氧血症,严重者可快速进展为急性呼吸窘迫

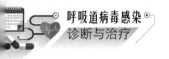

综合征、脓毒症休克、难以纠正的代谢性酸中毒和出凝血功能障碍及多器官功能衰竭等。极少数患者还可有中枢神经系统受累及肢端缺血性坏死等表现。值得注意的是重型、危重型患者病程中可为中低热，甚至无明显发热。轻型患者可表现为低热、轻微乏力、嗅觉及味觉障碍等，无肺炎表现。少数患者在感染新型冠状病毒后可无明显临床症状。

多数患者预后良好，少数患者病情危重，多见于老年人、有慢性基础疾病者、晚期妊娠和围产期女性、肥胖人群。

儿童病例症状相对较轻，部分儿童及新生儿病例症状可不典型，表现为呕吐、腹泻等消化道症状或仅表现为反应差、呼吸急促。儿童病例症状相对较轻，部分儿童及新生儿病例症状可不典型，表现为呕吐、腹泻等消化道症状或仅表现为反应差、呼吸急促。极少数儿童可有多系统炎症综合征(MIS-C)，出现类似川崎病或不典型川崎病表现、中毒性休克综合征或巨噬细胞活化综合征等，多发生于恢复期，主要表现为发热伴皮疹、非化脓性结膜炎、黏膜炎症、低血压或休克、凝血障碍、急性消化道症状等。一旦发生，病情可在短期内急剧恶化。

什么是新型冠状病毒无症状感染者

新型冠状病毒无症状感染者存在2种情况：一是经14天的隔离医学观察，均无任何可自我感知或可临床识别的症状与体征；二是处于潜伏期的"无症状感染"状态。无症状感染者具有传染性,存在着病毒传播风险。无症状感染者应当集中医学观察 14 天,期间出现新型冠状病毒肺炎相关临床症状和体征者转为确诊病例。集中医学观察满 14 天且连续 2 次标本核酸检测呈阴性者(采样时间至少间隔 24 小时)可解除集中医学观察,核酸检测仍为阳性且无临床症状者需继续集中医学观察。

新型冠状病毒肺炎按照严重程度可分为哪些类型

1. 轻型

临床症状轻微,影像学未见肺炎表现。

2. 普通型

具有发热、呼吸道症状等,影像学可见肺炎表现。

3. 重型

成人符合下列任何一条:

① 出现气促,呼吸频率(RR)>30 次/分。

② 静息状态下,吸空气时指氧饱和度≤93%。

③ 动脉血氧分压(PaO$_2$)/吸氧浓度(FiO$_2$)≤300 mmHg(1 mmHg=0.133 kPa)。

④ 高海拔(海拔超过 1 000 米)地区应根据以下公式对 PaO$_2$/FiO$_2$ 进行纠正:PaO$_2$/FiO$_2$×[760/大气压 mmHg]。

⑤ 临床症状进行性加重,肺部影像学显示 24～48 小时内病灶明显进展>50%者。

儿童符合下列任何一条:

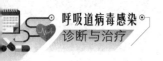

① 持续高热超过 3 天。

② 出现气促(<2 月龄,RR≥60 次/分;2～12 月龄,RR≥50 次/分;1～5 岁,RR≥40 次/分;>5 岁,RR≥30 次/分),除外发热和哭闹的影响,静息状态下,吸空气时指氧饱和度<93%。

③ 辅助呼吸(鼻翼扇动、三凹征)。

④ 出现嗜睡、惊厥。

⑤ 拒食或喂养困难,有脱水征。

4. 危重型

符合以下情况之一者:

① 出现呼吸衰竭,且需要机械通气。

② 出现休克。

③ 合并其他器官功能衰竭需 ICU 监护治疗。

新型冠状病毒肺炎重型、危重型高危人群有哪些

① 大于 65 岁老年人。

② 有心脑血管疾病(含高血压)、慢性肺部疾病(慢性阻塞性肺疾病、中度至重度哮喘)、糖尿病、慢性肝脏、肾脏疾病、肿瘤等基础疾病者。

③ 免疫功能缺陷(如艾滋病患者、长期使用皮质类固醇或其他免疫抑制药物导致免疫功能减退状态)。

④ 肥胖(体质量指数≥30)。

⑤ 晚期妊娠和围产期女性。

⑥ 重度吸烟者。

新型冠状病毒肺炎重型、危重型患者早期预警指标有哪些

1. 成人有以下指标变化应警惕病情恶化

① 低氧血症或呼吸窘迫进行性加重。

② 组织氧合指标恶化或乳酸进行性升高。

③ 外周血淋巴细胞计数进行性降低或外周血炎症标记物如 IL-6、CRP、铁蛋白等进行性上升。

④ D-二聚体等凝血功能相关指标明显升高。

⑤ 胸部影像学显示肺部病变明显进展。

2. 儿童有以下指标变化应警惕病情恶化

① 呼吸频率增快。

② 精神反应差、嗜睡。

③ 乳酸进行性升高。

④ C反应蛋白(CRP)、降钙素原(PCT)、铁蛋白等炎症标记物明显升高。

⑤ 影像学显示双侧或多肺叶浸润、胸腔积液或短期内病变快速进展。

⑥ 有基础疾病(先天性心脏病、支气管肺发育不良、呼吸道畸形,异常血红蛋白、重度营养不良等)、有免疫缺陷或低下(长期使用免疫抑制剂)和新生儿。

(冯净净)

诊断篇

呼吸道病毒的病原学检查有哪些

呼吸道病毒的病原学检查对疾病诊断至关重要,常用的检查有:

1. **病毒核酸检测** RT-PCR(real-time PCR)等方法通过检测出呼吸道标本(咽拭子、鼻拭子、鼻咽或气管抽取物、痰)中的病毒核酸片段来确定宿主是否感染病毒。该方法特异性和敏感性都高,且能区分病毒类型和亚型。检验科或实验室一般能在 4 小时左右完成检测。

2. **病毒抗原检测(快速诊断试剂检测)** 多采用胶体金和免疫荧光法对样本进行检测,敏感性低于核酸检测。对快速抗原检测结果的解释,应结合患者流行病史和临床症状综合考虑。检查在医院立等可取,是最快速的检测方法。

3. **血清抗体检测** 通过动态检测血 IgG 抗体水平明确是否感染,恢复期比急性期有 4 倍或 4 倍以上升高,有回顾性诊断意义。检查过程需要数小时,在医院检测一般第二天可以出报告。

4. **病毒分离培养** 从呼吸道标本中分离出流感病毒。对于高度疑似病例,快速抗原诊断和免疫荧光法检测阴性者,可作病毒分离。病毒分离往往需要数天时间。

呼吸道病毒核酸检测的原理是什么

所有生物除朊病毒外都含有脱氧核糖核酸(DNA)或核糖核酸(RNA)。每一种病毒都有特殊的基因序列,这些特异性基因片段就是该病毒独特的标志物。呼吸道病毒感染人体之后,首先会在呼吸道繁殖,进而可能会累及消化道等其他器官系统。因此可以通过检测呼吸道标本、血液或者粪便中是否存在外来入侵的病毒核酸判断人体是否感染病毒。

呼吸道病毒感染诊断金标准是什么

一般来说,病毒感染诊断的金标准是分离培养出病毒,但实际临床上不同病毒感染诊断的金标准也并不相同。最为常见的呼吸道病毒感染诊断的金标准,是病毒核酸检测阳性。一旦检测为核酸"阳性",就证明患者体内有病毒存在。目前新型冠状病毒的诊断就采用 PCR 检测病毒核酸。由于 PCR 检测敏感性非常高,病毒感染痊愈后,如果采集的样本中有死亡病毒残骸,也会出现假阳性结果。

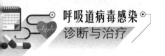

什么情况特别需要做病原学检查

　　病原学检查是确诊感染性疾病的依据,同时也有助于防治措施的制订。在疑诊呼吸道病毒感染时都可以做病原学检查,尤其是重症高危人群和有流行病学史的人群,病原学检查非常重要。例如,流感容易进展为重症的人群有:年龄<5 岁的儿童(年龄<2 岁更易发生严重并发症),年龄≥65 岁的老年人伴有以下疾病或状况者:慢性呼吸系统疾病、心血管系统疾病(高血压除外)、胃病、肝病、血液系统疾病、神经系统及神经肌内疾病、代谢及内分泌系统疾病、免疫功能抑制(包括应用免疫抑制剂或 HIV 感染等致免疫功能低下)、肥胖者[体质量指数(body mass index, BMI)大于 30、BMI＝体重(kg)/身高(m)^2]、妊娠及围产期妇女。这些人群一旦感染流感病毒,容易出现重症甚至死亡,需要及早进行病原学检测。

医院可以检测哪些呼吸道病毒

　　绝大多数的呼吸道病毒,包括鼻病毒、流感病毒、副流感病毒、呼吸道合胞病毒、人偏肺病毒、腺病毒、新型冠状病毒、麻疹病毒、肠道病毒、巨细胞病毒、EB 病毒等,目前都可以在医院进行检测。

呼吸道病毒感染诊断为什么要结合流行病学史 ⊃

呼吸道病毒往往具有传染性,相关的流行病学史中最为重要的要素有:①发病时间;②旅居史及旅行轨迹;③接触史(重点区域、发热伴呼吸道症状患者接触史);④聚集性发病。流行病学调查是对病原诊断的重要补充,特别是在新发传染病或无法确定病原的情况下,能够为疾病的早发现、早诊断提供重要线索。

以新型冠状病毒肺炎为例,不同版本的《新型冠状病毒肺炎诊治方案》中流行病学史会不断更新变化,这种变化体现了疫情传播存在时空变化的特点。疫情早期由于缺乏免疫学、抗原、抗体检测手段,核酸检测能力不足,流行病学史在诊断中的权重就会很大。流行病学的准确采集也为早期阶段诊断和防控,提供了最为重要的临床实践依据。

普通感冒、流感病毒肺炎和新型冠状病毒肺炎有哪些差别 ⊃

表1 普通感冒、流感病毒肺炎和新型冠状病毒肺炎的区别

	普通感冒	流感病毒肺炎	新型冠状病毒肺炎
病原体	鼻病毒、冠状病毒等	流感病毒	新型冠状病毒

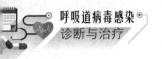

(续表)

	普通感冒	流感病毒肺炎	新型冠状病毒肺炎
传染性	弱	强	强
季节	季节性不明显	全年散发、秋冬季高发	全年
病程	起病慢,通常3天后症状缓解,7~10天可自愈	发病急,症状重	潜伏期1~14天,多为3~7天
发热	低热或者不发热	高热3~4天	发热,部分患者可能无发热或者低热
上呼吸道症状	流涕、打喷嚏、鼻塞等	流涕、打喷嚏、鼻塞等,相对轻	少数有流涕、打喷嚏、鼻塞等
咳嗽	偶尔	常见,有时候会比较严重	干咳常见,但是有部分患者无咳嗽
全身症状	不明显	明显,头痛、全身肌肉酸痛、乏力	明显,头痛、乏力、食欲差、腹泻
并发症	少见	肺炎、心肌炎、脑膜炎等	味觉、嗅觉减退或者消失、肺炎、肝功能异常、血糖异常、血栓形成

从人体哪些部位,采集什么标本可捕获呼吸道病毒的踪影

呼吸道病毒感染人体之后,首先会在呼吸道上皮细胞中繁殖。因此从鼻腔和咽喉最容易找到病毒,随着病情的进展血液、粪便等标本中也可能会找到。临床最常用的呼吸道标本包括痰

液、咽部及鼻咽部分泌物、鼻拭子、咽拭子、支气管分泌液的抽取物或灌洗液、肺组织活检等标本。

怎样配合医护人员做咽拭子和鼻拭子采集

采集前提前清水漱口，必要时清洗鼻腔，目的是清除口腔定植杂菌或其余病毒的污染。咽拭子采集可能会引起咽反射，常表现为恶心，严重者可出现呕吐。鼻咽拭子采集也会引起打喷嚏、咳嗽、流鼻涕、流眼泪等应激反射。这些不适症状一般能够忍受，要配合医护人员，不要躲闪和推挡。可以稍抬头，张大嘴，舌体放松尽量舌根压低，暴露咽喉壁，方便医护人员快速完成采样。另外，尽量避免在饱餐后2小时内进行咽拭子和鼻拭子采集，以免发生恶心、呕吐，产生喷溅。

什么是呼吸道病毒的快速抗原检测

抗原是病毒的结构蛋白或分泌蛋白，抗原检测就是检查这些蛋白的过程，快速抗原检测可采用胶体金和免疫荧光法。目前针对甲型流感病毒、乙型流感病毒、新型冠状病毒，可通过采集鼻、咽拭子标本使用胶体金或者免疫荧光法进行检测。

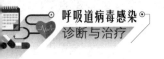
呼吸道病毒抗体检测结果怎么解读

　　机体在感染病毒后数日、数年会出现病毒抗体,早期出现的抗体是 IgM,数日或数周后会出现 IgG 抗体。IgM 往往提示急性感染,很快会被中和而转为阴性。IgG 抗体持续时间很长,往往提示既往有过感染。动态检测血 IgG 抗体水平,恢复期比急性期有 4 倍或 4 倍以上升高,有回顾性诊断意义。

呼吸道病毒检测有哪些最新的检验方法

　　目前有一些集成式自动化分子检测平台(FilmArray, eSensor, geneXpert),每个检测试剂盒设计了一组目标病原体。例如针对呼吸道感染常见的十多种细菌、病毒、不典型病原体和真菌,可以同时检测它们的核酸。该方法具有灵敏度高、集成化、自动化、操作简便、覆盖难以培养的病原体等特点。

　　二代测序技术(next generation sequencing, NGS)是宏基因检测技术,可一次对几十万到几百万条 DNA 进行序列测定。NGS 检测速度快,可以进行相对定量,覆盖病原体广泛,可检测出耐药位点,是对传统测序的革命性改变。NGS 在病原体的诊断上,尤其是对少见病原体检测价值很大,在某些特殊部位例如中枢神经系统的特殊病原体检测诊断价值很高。但 GNS 价格贵,无法获取细菌药敏试验结果,对于一般培养方法就比较容易获取的常见病原体检测,不应该作为首选的常规临床检测手段。

什么原因会导致病毒核酸检测"假阴性"和"假阳性"

导致核酸检测"假阴性"的原因有:①试剂原因。检测过程中任何试剂出现问题都可能导致假阴性结果。②采样原因:采样方法不正确,或没有在恰当时间采样都可能导致假阴性。为提高检出率,肺炎患者通常采集下呼吸道标本,从而获得更高的病毒载量。鼻、咽拭子作为最普遍的采样方式,其检出率与病毒感染的进程密切相关。以甲型流感为例,一般发病 24～72 小时内,病毒在鼻咽部的载量达到高峰,随后迅速下降。对于新型冠状病毒肺炎等新发传染病来说,在疾病早期难以确定感染后采样的最佳时机,没有在发病后合适的时间采样,也会造成"假阴性"。③病毒变异原因:新型冠状病毒、流感病毒属于不稳定、易变异的 RNA 病毒,病毒发生变异后,尤其是扩增区突变也可能会导致"假阴性"。此外,现有核酸试剂盒检测靶点大多为 PRF1ab 及 N 基因,试剂对 N 基因的扩增灵敏度普遍高于 PRF1ab 基因,且细胞内病毒 N 基因 mRNA 的拷贝数也远高于 PRF1ab 基因,这可能是 PRF1ab 基因假阴性病例高于 N 基因的原因。④标本保存与运输原因:很多呼吸道病毒都是 RNA 病毒,其稳定性差。标本通常须存放在专用保存液中,4 ℃以下温

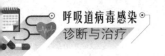

度保存,并尽快送检。⑤检测操作原因:RT-PCR 检测的步骤多,因而干扰影响因素也多,越是复杂的操作对实验人员要求也越高。操作因素可能会导致核酸提取效率与纯度不佳、RNA 质量良莠不齐也会导致"假阴性"结果。

导致核酸检测"假阳性"的原因。从方法学上看,一般不太会有假阳性,但实际工作中,还是有可能出现"假阳性"。假阳性大多是由于样本交叉污染,或对照样本污染等导致。缺少严格质量控制的实验室环境、不专业的检测操作,以及样本本身的污染,都可能会导致假阳性。

什么是新冠病毒核酸"假阴性"和"假阳性"

目前新冠病毒核酸检测是确诊新型冠状病毒肺炎的"金标准",只有通过核酸检测阳性才能确诊。作为一项病毒检测的技术而言,新冠病毒核酸检测可能会出现"假阳性"与"假阴性"。总体上讲"假阴性"比"假阳性"多见。

目前我们用反转录 PCR(RT-PCR)方法检测新冠病毒基因组中开放读码框 1ab(Open reading frame 1ab, ORF-1ab)、核壳蛋白(Nucleocapsid, N)基因和(或)包膜蛋白(Envelop, E)基因等靶标。所以,核酸检测报告上往往显示"ORF1a/b 阴性,N 基因阴性"这样的结果。

在 2020 年 2 月 21 日国家卫健委发布的《新型冠状病毒肺炎实验室检测技术指南》中强调,确诊病例需满足同一份标本中新冠病毒的 ORF-lab 及 N 基因的 2 个靶标 RT-PCR 检测均为阳性,或 2 种类型标本的 RT-PCR 同时出现单靶标阳性,或同种类型标本 2 次采样的 RT-PCR 均出现单靶标阳性。

实验室检测技术指南要求,每例疑似病例和聚集性病例均须采集急性期上呼吸道或下呼吸道标本;重症病例优先采集深咳痰液、肺泡或支气管灌洗液等下呼吸道标本。由于多数COVID-19 患者咳痰及下呼吸道标本取样操作困难,且生物安全风险极大,因此,临床常规采集的呼吸道标本仍以鼻、咽拭子为主;拭子样本采用现有 RT-PCR 试剂,阳性检出率仅为 30%～50%,也就是说"假阴性"结果无法避免。目前,全国各地多家医疗机构均出现过新冠病毒核酸检测"假阴性"的案例,甚至有的确诊病例先前的多次核酸检测均呈阴性,致使实验室检查与临床症状、影像学特征不相符,严重影响临床诊疗,甚至延误整体的疫情防控。

为什么新冠病毒感染有时要反复检测才能确诊

任何实验室检测的检出率都不是百分之百,新冠病毒核酸检测也不例外,很多因素都会影响检测结果,从而出现"假阴性"。新型冠状病毒肺炎传染性高,一旦漏诊将可能会引起疫情扩散的风险,因此有流行病学史、影像学有表现的患者,有时候需要反复多次核酸检测,才能避免漏检。

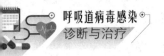

为什么疑似患者必须要去定点医院排查观察

核酸检测有时会出现"假阴性"结果,因此有流行病学史、有相关临床症状、影像学有表现的患者,即使核酸检测阴性,只要符合疑似病例的标准,都应该按照相关规定,送定点医院接受隔离排查。必要时需收住入院一段时间,通过观察临床表现、CT检查、复查核酸等确诊或者排除。

为什么新冠病毒感染患者会出现"复阳"

有新闻称有些患者治愈出院后,新冠病毒核酸检测再次出现阳性的现象,也就是"复阳"。这种情况常常引起大众的恐慌,让人对康复出院的确定性产生怀疑。按照目前人类对冠状病毒特性的了解,康复患者出现复阳的原因有两种,一是病情确实没有好转,出院前的核酸检测为"假阴性";二是康复者体内残存的"死病毒"基因片段导致"假阳性",实际病情已经痊愈。那么,为什么有"假阴性"的情况? 什么是"死病毒",会传染吗? 还有人担心新冠病毒会不会一直留于人体,死灰复燃? 下面几个问题将逐一进行解答。

什么是"死病毒"，会传染吗

"死病毒"其实不难理解，就是患者康复了，病毒无法复制，死去了，但死去的残骸(基因片段物质)仍然在人体内，有时候特定的环境下，可以存留较长的时间，而核酸检测就是检测病毒的基因物质，所以就会出现阳性。不过，理论上"死病毒"是不会复制的，所以也不会有传染力。

新型冠状病毒肺炎患者康复后，会再次感染吗

一般情况下，呼吸道病毒感染康复后，短期内不会再次感染同一种病毒。但有些病毒会出现慢性感染，病情好转后体内仍潜伏着少量病毒。一旦免疫力下降，就会再次死灰复燃，例如EB病毒感染。

对于新冠病毒，也有再次感染的报道。但目前观点认为，新冠病毒一般不会出现慢性感染；康复患者接触变异病毒后仍有可能再次被感染；另外治愈后人体在一定的时间里会有抗体，因此短时间内再感染的机会不大，但随着体内抗体的下降，理论上也可能会出现再感染的情况。当然我们目前对新冠病毒了解有限，需要继续积累相关经验和资料来解答诸多问题。建议保持警惕的态度，治愈患者仍然需要隔离观察2周以上，确保病情没有反复。

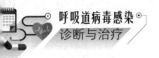
为什么有些呼吸道病毒感染需要做胸片或肺 CT 检查

大多数呼吸道病毒感染仅仅累及上呼吸道,不会感染肺部,不需要做胸片或者肺 CT。但新冠病毒除了会感染鼻咽部等上呼吸道外,非常容易侵袭下呼吸道,出现肺炎。新冠病毒感染患者需要进行胸片或肺 CT 检查,流感等其他呼吸道病毒感染者如果存在咳嗽、胸痛、呼吸困难等特殊症状,也同样需要做胸片或肺 CT 检查。一般来说,呼吸道病毒一旦累及肺部,出现病毒性肺炎,病情往往较重,要引起重视。

胸片和 CT 的辐射会伤害我们吗

很多人担心"辐射问题",对肺部放射线检查望而却步。其实完全不用担心这个问题。让我们来比较一下胸片和 CT 的辐射情况吧。

胸片辐射大小:胸片检查是利用 X 线穿透身体,形成影像。X 线不带电荷,穿透人体时,与体内物质作用产生"次级粒子",使物质电离,这一现象称为电离辐射,简称辐射。由于辐射有致癌的风险,因此也最容易引起患者及家属惊恐。X 线检查的辐射剂量差不多是 0.02～0.1mSv,跟坐一次飞机接受的辐射差不多。可见,常规的 X 线检查是安全的。

CT辐射大小：CT是一种断层扫描技术，也是用射线穿透身体。跟胸片检查不同，现在多排螺旋CT检查是通过采集扫描范围内人体的每一个体素进行成像。其实就是把要检查的部位划分无数体积不足一个立方毫米的微小方块，很细微的病变也能被发现。胸部普通CT检查的辐射差不多为2～5mSv，胸部低剂量CT检查的辐射剂量是0.2～0.5mSv，差不多是10张胸片的剂量，所以也是安全的。

病毒性肺炎的影像学特征是什么

病毒是最常见的呼吸系统感染原因。病毒性肺炎的影像表现各种各样，且容易与其他非病毒感染炎性重叠，识别潜在的病毒感染并不容易。医生常常通过影像学常规规律模式、结合不同病毒感染的发病机制，来做出影像学诊断。尽管不能仅依据影像特征确诊，但影像可以协助初步鉴别病原体，以指导临床医师进行早期诊断和早期治疗。大多数典型病毒性肺炎可以根据不同病毒种属分类，同一种属的病毒具有相似的肺炎发病机制，其影像学表现往往具有相似特点。了解病毒性肺炎的影像特征对阐明其发病机制也有帮助。总体上，病毒性肺炎影像学主要表现为多发散在小斑片影及间质改变，可发展为双肺多发磨玻璃影、浸润影，严重者可出现肺实变，胸腔积液少见。病毒性肺炎的致病源不同，影像学特征也可能会有差异，临床上往往需要进行动态观察才能做出精准判断。

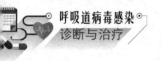

不同呼吸道病毒所致肺炎有哪些影像学表现

1. **人副流感病毒（HPIV）肺炎**　表现为磨玻璃密度影（Ground glass opacity, GGO）多灶斑片状实变,妨碍病毒性肺炎与细菌性肺炎的鉴别,约1/4的患者表现为小叶中心结节伴支气管壁增厚。

2. **人偏肺病毒（HMPV）肺炎**　表现为双侧多发、不对称的斑片状 GGO、小叶中央结节和多发实变。免疫功能良好的HMPV 肺炎患者的 CT 征象尚未见报道。然而,在血液恶性肿瘤患者中可发现双侧小叶中心结节、小叶中心分枝结节和GGO。人偏肺病毒肺炎进展过程中可出现肺实质受累并导致间质肺疾病和纤维化。

3. **流感病毒肺炎**　表现为双侧网状结节区阴影,伴有或不伴有病灶性实变,通常位于下叶。不明确的斑片状或结节状实变区迅速融合,常表现为弥漫性肺泡损伤或重复感染,3 周内逐渐吸收。

4. **新型冠状病毒肺炎**　基于病理分期的新型冠状病毒性肺炎影像表现可分为 3 期。①早期:病变往往不典型,易遗漏。病灶多为局限性,呈斑片状散在分布,病变呈磨玻璃渗出,或实变,主要分布在胸膜下。②进展期:病情进展到此期,病灶多发,表现为磨玻璃渗出,或者实变,以双肺野中外带分布多见,可伴少量胸腔积液。③重症期:疾病的晚期,此时双肺呈弥漫性病变,呈现广泛性密度增高,又称之为"白肺",此期病灶发展迅速,4小时病灶范围可增加50％以上,治疗困难、死亡率较高。共同的特点包括:双侧、多发;GGO多见,可以出现实变和小叶间隔增厚;病灶内重叠的血管、支气管影保留原样。病灶表现动态:急性期时密度相对均匀,吸收期不规则致密;很少胸水、很少淋巴结肿大。

5.呼吸道合胞病毒(RSV)肺炎 表现为小叶中央结节(50％),含气实变(5％),GGO(30％),支气管壁增厚(30％)。分布于肺中央区或周围区,呈双侧不对称分布。

6.腺病毒肺炎 在CT图像上显示双肺多灶性实变或磨玻璃样阴影(GGO)伴斑片状实变强化,可能表现为肺叶或节段性分布,提示支气管肺炎,与细菌性肺炎类似。GGO在腺病毒肺炎患者中比在其他病毒感染或细菌感染患者中更为常见。

7.巨细胞病毒肺炎 多表现为双肺弥漫性间质性肺炎表现或斑片状GGO,小叶间隔增厚。

8.中东呼吸综合征(MERS)肺炎 表现为胸膜下和基底部病变,伴有广泛的GGO和实变、空洞罕见。

9.禽流感病毒肺炎 可见单发、多发或弥漫的GGO,可伴实变,常见假性空洞,气腔形成,淋巴结肿大,小叶中央结节。随着疾病进展,可见肺空洞及胸腔积液。

影像诊断对病毒性肺炎有什么价值

根据肺炎的影像学表现,可以对感染早期的病原进行鉴别

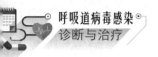

诊断。尤其是新发呼吸道病毒引起的肺炎,在实验室检测方法尚未建立的早期阶段,临床医生一定是通过对影像学特点、临床表现进行初判,进而有意识地去采集标本,通过实验室检测明确病原、挖掘流行病学史,从而逐步形成新发呼吸道病毒感染准确的诊断策略。其次,在新发传染病流行早期阶段,临床医生通过影像学特征,锁定疑似病例的范围。例如,新型冠状病毒肺炎流行早期,武汉的影像科医生就提出通过肺部CT影像特点的辨识作为疑似病例的线索,从而快速筛选出潜在病例进行隔离观察及治疗,具有很好的临床实践意义。总之,临床特征、影像学检查、血液学、血清学检查等多种诊断方法相结合,才能在早期诊断呼吸道病毒肺炎,实施早期精准治疗,从而减少抗生素的滥用,并改善临床预后及降低治疗费用。

流感的诊断标准是什么

流感的症状是临床进行诊断和治疗的主要依据。发热、咳嗽、咽痛、流涕、鼻塞、身体疼痛、头痛、寒战、疲乏、腹泻、呕吐等症状都是流感的表现。由于流感的症状和体征缺乏特异性,容易和普通感冒及其他呼吸道感染混淆。一般来说,流感患者发热、全身酸痛等全身症状明显,鼻塞、流涕等上呼吸道局部症状相对较轻。可见与普通感冒比较,流感的全身症状比局部症状更为严重。流感的确诊有赖于实验室诊断,检测方法包括病毒核酸检测、病毒分离培养、抗原检测和血清学检测。

流感病毒肺炎的诊断标准是什么

流感病毒肺炎诊断,一般通过流感流行期间发病,典型症状结合血常规检查来做出临床诊断。有时候会采集鼻、咽拭子进行流感病毒特异性抗原检测或者 PCR 法检测帮助诊断。金标准需要从痰液等分泌物或肺组织中分离流感病毒,并排除细菌性和其他病原体感染如流脑、军团病、支原体肺炎等,才能确立诊断。

重症急性呼吸综合征(SARS)的诊断标准是什么

重症急性呼吸综合征(Severe Acute Respiratory Syndromes, SARS)就是传染性非典型肺炎,为一种由 SARS 冠状病毒(SARS-CoV)引起的急性呼吸道传染病,WHO 将其命名为重症急性呼吸综合征。本病曾于 2003 年在我国流行,是一种传染性极强的呼吸道传染病。

SARS 诊断标准如下:

1. 流行病学史　1.1 接触史:接触患者;1.2 疫区。

2. 症状和体征　发热、咳嗽、肺部干湿啰音。

3. 实验室检查　白细胞减少。

4. 胸片检查　斑片状阴影。

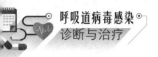

5. 抗生素治疗无效

疑似诊断标准:符合上述 1.1+2+3 条或 1.2+2+4 条或 2+3+4 条。

临床诊断标准:符合上述 1.1+2+4 条及以上,或 1.2+2+4+5 条,或 1.2+2+3+4 条。

中东呼吸综合征(MERS)的诊断标准是什么

中东呼吸综合征(MERS)是中东呼吸综合征冠状病毒感染引起呼吸道感染性疾病。

疑似病例诊断标准:发病前 14 天内有中东地区旅游或居住史;或与疑似或临床诊断或确诊病例有密切接触史。

确诊病例诊断标准:疑似和临床诊断病例具备下述 4 项之一:①至少双靶标 PCR 检测阳性;②单个靶标 PCR 阳性产物,经过基因测序确认;③从呼吸道标本中分离出中东呼吸综合征冠状病毒;④恢复期血清中东呼吸综合征冠状病毒抗体较急性期血清抗体水平阳转或呈 4 倍以上升高。

无症状感染者诊断标准:无临床症状,但具备实验室确诊依据 4 项之一者。

新型冠状病毒肺炎的疑似感染标准是什么

参考 2021 年 4 月 15 日国家卫生健康委办公厅发布《新型冠

状病毒肺炎诊疗方案(试行第八版修订版)》疑似病例的诊断标准如下:

有下述流行病学史中的任何1条,且符合临床表现中任意2条。

无明确流行病学史的,符合临床表现中的3条;或符合临床表现中任意2条,同时新型冠状病毒特异性IgM抗体阳性(近期接种过新型冠状病毒疫苗者不作为参考指标)。

流行病学史:①发病前14天内有病例报告社区的旅行史或居住史;②发病前14天内与新型冠状病毒感染的患者或无症状感染者有接触史;③发病前14天内曾接触过来自有病例报告社区的发热或有呼吸道症状的患者;④聚集性发病(14天内在小范围如家庭、办公室、学校班级等场所,出现2例及以上发热和(或)呼吸道症状的病例)。

临床表现:①发热和(或)呼吸道症状等新型冠状病毒肺炎相关临床表现;②具有上述新型冠状病毒肺炎影像学特征;③发病早期白细胞总数正常或降低,淋巴细胞计数正常或减少。

新型冠状病毒肺炎的确诊标准是什么

参考2021年4月15日国家卫生健康委办公厅发布《新型冠状病毒肺炎诊疗方案(试行第八版修订版)》,确诊病例诊断标准是疑似病例具备以下病原学或血清学证据之一者:①实时荧光RT-PCR检测新型冠状病毒核酸阳性;②病毒基因

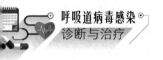

测序,与已知的新型冠状病毒高度同源;③未接种新型冠状病毒肺炎疫苗者血清新型冠状病毒特异性 IgM 抗体和 IgG 抗体阳性。

麻疹的诊断标准是什么

疑似诊断:具备发热、麻疹的皮疹表现、呼吸道及眼部症状。

临床诊断:疑似诊断基础上,同时具备麻疹流行病学史,或者麻疹黏膜斑,或者未采集标本进行实验室检测且未明确诊断为其他疾病。

确定诊断:疑似诊断基础上,麻疹抗体 IgM 阳性,或者恢复期血标本麻疹抗体 IgG 比急性期有≥4 倍升高,或者咽拭子或尿液标本中麻疹病毒核酸阳性,或者分离到麻疹病毒。

（施劲东）

鉴别诊断篇

流感与细菌感染的区别是什么

流感是由流感病毒引起的急性呼吸道传染病,而细菌感染顾名思义是由细菌引起的呼吸道感染。常见的呼吸道流感病毒为甲、乙、丙3型流感病毒,属于丙类传染病。流感在我国以冬春季多见,临床表现以高热、乏力、头痛、全身肌肉酸痛等全身中毒症状为主,而呼吸道症状较轻。流感病毒容易发生变异,传染性强,人群普遍易感,发病率高。针对流感的治疗主要是一般处理、对症治疗和抗病毒治疗。

常见的呼吸系统细菌包括肺炎链球菌、流感嗜血杆菌、金黄色葡萄球菌、肺炎克雷白杆菌、大肠埃希菌、嗜麦芽窄食单胞菌、肠杆菌属、不动杆菌等。想要明确病原体,需要根据痰培养的结果,然后选择敏感的抗生素来使用,效果会比较好,临床上常用的抗感染药物包括头孢类抗生素、喹诺酮类抗生素、大环内酯类抗生素、青霉素类抗生素和多肽类抗生素等。我们可以从患者的血常规上看相应的指标提示为细菌感染还是病毒感染。如果是病毒感染可以表现为C反应蛋白的升高,血象白细胞正常或下降,单核细胞增高。而细菌感染当中白细胞总数和C反应蛋白增高。呼吸道细菌感染以呼吸道卡他症状为主,鼻塞流涕、咳

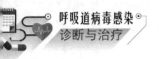

嗽、黄脓鼻涕、黄脓痰等症状较为常见,发热通常发生在呼吸道细菌感染加重后,提示病情进展。

呼吸道病毒感染与普通细菌性肺炎有何区别

流感与普通肺炎症状上有很多相似之处,尤其在发热、咳嗽、乏力、食欲下降这些症状上极为相似,但是也略有不同。流感的发热开始多数表现为高热,体温持续 39 ℃以上非常常见,通常伴有头疼、肌肉酸痛、乏力、食欲剧减;而普通肺炎也有发热,但是在发热起始阶段通常呈渐进性升高表现,亦可表现为高热持续状态,同时伴有咳嗽、咳痰、黄脓痰等表现,部分患者伴有头疼、肌肉酸痛、食欲下降,通常卡他症状是普通肺炎伴有的典型特征。另外流感容易引起心肌炎、重症肺炎等并发症,表现为胸闷、呼吸困难、心慌心悸;普通肺炎较少出现肺外的并发症,因此普通肺炎主要表现为肺部症状和体征,肺部听诊可及湿啰音也是普通肺炎的特点。

流感与普通肺炎在影像学上有何区别

流感与普通肺炎在影像学上区别也是显而易见,轻症流感常常无肺内表现。流感并发了肺炎后往往影像学上有特异性的表现,流感病毒所致肺炎主要表现为毛玻璃样模糊阴影的背景下,有局部散在、片状的高密度影,既有急性肺间质改变的表现,又有局灶肺实变的表现,但几乎未见典型的大叶性肺炎影像学改变。普通肺炎也称为社区获得性肺炎,影像学上往往表现为大叶性肺炎或支气管肺炎,初期多为磨玻璃密度,进展期为肺实变,消散期复为磨玻璃影,少见肺萎陷或支气管扩张,多见胸膜渗出。其他表现大片实变影,斑片模糊影,脓胸或胸腔积液。

流感与普通肺炎在治疗上有何区别

流感一般多为轻症,可进行对症处理、抗病毒治疗及中医中药治疗,如果症状较为严重,建议就医入院治疗。在重症患者的治疗上,原则上以生命支持为基础,在抗病毒药物选择上以奥司他韦为主,当然在合并肺炎后,需要抗生素抗感染治疗,加强营养,白蛋白、免疫球蛋白均可在重症患者使用;对于有呼吸衰竭的患者需要高流量吸氧或机械通气纠正呼吸衰竭,甚至对于难以治愈的患者可选择体外膜肺氧合治疗(ECMO)。

而社区获得性肺炎主要以抗感染为主,预防并发症以及对症治疗,抗感染的抗生素的选择对于肺炎的治疗成功非常重要。往往根据经验来选择抗生素,而这个经验往往是一个地区的病原学特点的总结经验或专家经验的荟萃分析,个人经验很重要但不能一意孤行。肺炎控制不佳往往发展为重症肺炎,这就需要重症监护治疗,氧疗,高流量吸氧,加强营养(白蛋白,球蛋

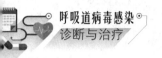

白),合并有呼吸衰竭的患者,同样需要呼吸机治疗。无论是流感还是普通肺炎进展为重症肺炎阶段的治疗基本原则一致。

如何区分流感与肺结核

1. 结核菌的病原学特点

结核分枝杆菌(M. tuberculosis)简称为结核杆菌(tubercle bacilli),是人类结核病的病原体;是专性需氧的一类细菌,抗酸染色阳性;无鞭毛,有菌毛,有微荚膜但不形成芽孢,其细菌壁既没有革兰阳性菌的磷壁酸,也没有革兰阴性菌的脂多糖。德国细菌学家郭霍(Robert Koch, 1843—1910)于1882年发现并证明为人类结核病的病原菌。该菌感染人体导致的结核病是严重影响人类生命健康的一种传染病,经过与其几个世纪的抗争后逐渐得到控制,但近年来由于多种因素的影响,该疾病变得日趋严重。

结核感染是由结核杆菌感染引起的慢性传染病。结核菌可能侵入人体全身各种器官,但主要侵犯肺脏,称为肺结核病。结核病是青年人容易发生的一种慢性和缓发的传染病。潜伏期4～8周。其中80%发生在肺部,其他部位(颈淋巴、脑膜、腹膜、肠、皮肤、骨骼)也可继发感染。人与人之间呼吸道传播是本病传染的主要方式。传染源是接触排菌的肺结核患者。随着环境污染和艾滋病的传播,结核病发病率越来越高。除少数发病急促外,临床上多呈慢性过程。常有午后低热、乏力、食欲减退等全身症状和咳嗽、咯血等呼吸系统表现。

2. 结核的临床特点

结核菌作为一种常见的病原体,近年来发病率有上升趋势,值得重视,尤其基层医院,往往作为首发结核的诊断医院,提高对结核的鉴别诊断是减少漏诊误诊的关键环节。结核的发热有其自身特点,往往表现为午后低热、夜间盗汗、消瘦、食欲缺乏、乏力、颜面部潮红等结核全身中毒症状。而流感的发热往往疾病症状较重,高热为主,早期卡他症状不明显,高热头痛肌肉酸痛往往为流感的特点。肺结核患者往往同时伴有咳嗽、咳痰症状,部分有痰血或咯血症状;结核性胸膜炎患者往往同时伴有呼吸时胸痛,当胸水逐渐增多后往往有胸闷气急症状,体检和影像学均有典型特点。流感患者往往随着疾病的进展,出现并发症后伴有肺炎改变,但较少出现胸腔积液,流感的肺炎为病毒性肺炎,往往表现为间质性改变为主,双肺多发或单发均可能出现渗出病灶。

3. 流感与结核的影像学特点和诊断区别

现在对于大部分的基层医疗机构都有影像学设备,如X线,部分基层医疗机构亦有CT,如果患者咳嗽症状严重且时间较长或是肺部可闻及啰音,影像学检查非常有必要。细菌性肺炎表现多种多样,实变影是细菌性肺炎特别是肺炎链球菌肺炎重要的影像学特征;结核感染往往有支气管分布的肉芽征,结核空洞,结核球,卫星灶以及纤维条索或钙化灶等表现;流感病毒感染的影像学特点往往表现为间质性改变,常常为多发肺叶、双肺弥漫性等特点,单发局部少见。确诊结核需要以下特点:①临床

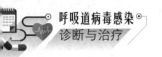

症状如出现发热,午后低热、盗汗、咳嗽、咳痰,有时候可见痰中带血丝,体重下降的临床表现。②胸片或肺部 CT 可见上叶尖后带、下叶背段有病灶。③痰找抗酸杆菌阳性。④PPD 试验强阳性。通过以上几点可以确诊结核。当然目前还有穿刺活检病理以及二代测序 NGS 的方法等。

如何区分流感与非典型病原体感染

支原体是最小微生物,是一类缺乏细胞壁的原核细胞型微生物,大小一般为 0.3～0.5 μm,呈高度多形性,有球形、杆形、丝状,分枝状等多种态。它不同于细菌,也不同于病毒,种类繁多,分布广泛,造成的危害相当大,涉及人、动物、植物等多个领域,给人类健康和科研工作带来不利影响。

呼吸道支原体感染是指可引起支原体肺炎,也可无症状感染。支原体肺炎全年均可发病,以冬季多见,可见小流行。支原体肺炎是学龄前儿童以及青年人常见的一种肺炎,主要通过飞沫传播,潜伏期较长可达 2～3 周。支原体肺炎虽然病程较长,肺部病变较重,炎症吸收较慢,但绝大多数预后都是良好的。支原体肺炎的呼吸道症状可有全身不适,乏力,头痛,2～3 天后出现发热,体温可达 39 ℃左右,可持续 1～3 周,伴有咽痛,肌肉酸痛,咳嗽,为本病突出症状,一般于病后 2～3 天开始初为干咳,后为顽固性剧烈咳嗽,常有黏稠痰液偶带血丝,少数病例可类似百日咳样阵咳,可持续 1～4 周。肺部体征多不明显,少数可以听到干湿啰音,但很快消失,剧烈咳嗽以及发热等临床表现并不一致是本病的特点之一。治疗可以早期使用抗支原体的药物,可以减轻症状缩短病程,可以给予大环内酯类抗菌药物,如红霉素、罗红霉素和阿奇霉素。本病具有自限性,多数病例可以不经治疗自愈,也可使用大环内酯类抗菌药,减轻症状,缩短病程。

如何区分流感与真菌感染

1. 真菌的病原学特点

呼吸道真菌感染包括口腔真菌感染、支气管真菌感染以及肺部真菌感染。口腔假丝酵母菌(念珠菌)病是真菌——假丝酵母菌感染所引起的口腔黏膜疾病。近年来,由于抗生素和免疫抑制剂在临床上的广泛应用,发生菌群失调或免疫力降低,而使内脏、皮肤、黏膜被真菌感染者日益增多,口腔黏膜假丝酵母菌病的发生率也相应增高。据报道,此种菌属于隐球菌科的假丝酵母菌、高里念珠菌、假热带念珠菌,其中白假丝酵母菌是最主要的病原菌。

真菌大多为条件致病菌,以曲霉和念珠菌感染最常见。肺部真菌感染即真菌性肺炎的常见病原体为:引起组织胞浆菌病的荚膜组织胞质菌,以及引起芽生菌病的皮炎芽生菌。多数患者仅有轻微症状,并不知道他们已被感染。引起原发性真菌性肺炎的大多是皮炎芽生菌、荚膜组织胞浆菌或粗球孢子菌,其次是申克孢子丝菌、隐球菌、曲菌或毛霉菌等菌属。真菌性肺炎可

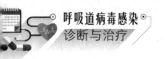
能是抗菌治疗的一种并发症,尤见于因病情严重或接受免疫抑制治疗以及患有艾滋病而致防御功能下降的患者。

2. 真菌感染的临床特点

真菌感染常继发于婴幼儿肺炎、肺结核、糖尿病、血液病等;应用抗生素和激素等是主要诱因。这是因为青霉素有刺激白色念珠菌过度繁殖的作用;广谱抗生素抑制体内细菌,使念珠菌失去细菌的制约;皮质激素可抑制体内的免疫功能。

真菌性肺炎具有支气管肺炎的各种症状和体征,但起病缓慢,多在应用抗生素治疗中肺炎出现或加剧,可有发热,咳嗽剧烈,痰为无色胶冻样,偶带血丝。肺部听诊可有中小水泡音。若误诊而盲目加大抗生素治疗,往往使病情更加严重,但停用抗生素后常可自愈。常同时有其他假丝酵母菌感染的病灶,如鹅口疮为最多见,个别可有皮肤或消化道等部位的真菌病。X线胸片:大片状阴影,多见肺底和中部,个别为粟粒状阴影,但在短期内可有变化。血常规:白细胞减少。痰涂片可查到假丝酵母菌发芽的酵母细胞和菌丝。临床症状轻而肺部X线征象严重;使用抗生素,病势恶化;用抗真菌药物治疗显效。

球孢子菌病主要发生于半干旱气候的地区,以美国的西南地区和南美洲及中美洲的某些地区为多见。吸入真菌后,可无症状,或引起急性和慢性肺炎。有些患者感染可扩散至呼吸道以外组织,主要为皮肤、骨、关节和脑膜。这种并发症多见于男性,尤其是菲律宾人和黑人,以及艾滋病和其他免疫系统受损者。采集痰液标本或其他感染部位标本进行真菌检查或血液抗体检查可确定诊断。

3. 真菌感染的治疗

治疗主要包括抗真菌药物,如氟康唑和两性霉素 B。芽生菌病主要发生于美国的东南、中南和中西部地区,以及北美洲大湖周围地区。被吸入后,真菌主要引起肺部感染;但是感染后一般不出现症状。有些患者出现流感样症状。少数情况下,慢性肺部感染的症状可持续数月。病变可扩散至身体其他部位,以皮肤、骨、关节和前列腺为多见。通常其诊断依靠痰中检出真菌。治疗主要包括抗真菌药物,如伊曲康唑或两性霉素 B。

如何区别流感与重症急性呼吸综合征(SARS)

1. 重症急性呼吸综合征(SARS)的病原学特点

重症急性呼吸综合征(SARS)为一种由 SARS 冠状病毒(SARS-CoV)引起的急性呼吸道传染病,WHO 将其命名为重症急性呼吸综合征。本病为呼吸道传染性疾病,主要传播方式为近距离飞沫传播或接触患者呼吸道分泌物。

2. 重症急性呼吸综合征(SARS)的临床特征

临床表现通常为潜伏期 1～16 天,常见为 3～5 天。起病急,传染性强,以发热为首发症状,可有畏寒,体温常超过 38 ℃,呈不规则热或弛张热、稽留热等,热程多为 1～2 周;伴有头痛、肌肉酸痛、全身乏力和腹泻。起病 3～7 天后出现干咳、少痰,偶有血丝痰,肺部体征不明显。病情于 10～14 天达到高峰,发热、乏力等感染中毒症状加重,并出现频繁咳嗽、气促和呼吸困难,略有活

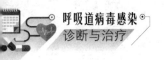
动则气喘、心悸,被迫卧床休息。这个时期易发生呼吸道的继发感染。病程进入2~3周后,发热渐退,其他症状与体征减轻乃至消失。肺部炎症改变的吸收和恢复则较为缓慢,体温正常后仍需2周左右才能完全吸收恢复正常。轻型患者临床症状轻。重症患者病情重,易出现呼吸窘迫综合征。儿童患者的病情似较成人轻。有少数患者不以发热为首发症状,尤其是有近期手术史或有基础疾病的患者。

3. 重症急性呼吸综合征(SARS)的治疗

治疗上一般以休息为主,吸氧、抗感染治疗、抗病毒治疗以及糖皮质激素治疗,对于危重症患者需要机械通气。预防上减少大型群众性集会或活动,保持公共场所通风换气、空气流通;排除住宅建筑污水排放系统淤阻隐患。不随地吐痰;避免在人前打喷嚏、咳嗽、清洁鼻腔,且事后应洗手;确保住所或活动场所通风;勤洗手;避免去人多或相对密闭的地方;应注意戴口罩;保持乐观稳定的心态,均衡饮食,多喝汤饮水,注意保暖,避免疲劳,足够的睡眠以及在空旷场所作适量运动等,这些良好的生活习惯有助于提高人体对重症急性呼吸综合征的抵抗能力。

(梅周芳)

治疗篇

呼吸道病毒的一般处理措施包括哪些

① 卧床休息,多饮水,如有发热,可给予物理降温,必要时可予以解热药物治疗。

② 加强营养支持,充分补充维生素,多进食新鲜蔬菜和水果。

③ 注意口腔卫生,早晚刷牙,饭后漱口。

④ 保持咽喉部清洁,多喝水,饮食清淡,避免辛辣刺激,适当口服清热解毒药物治疗。

呼吸道病毒感染引起发热的对症处理有哪些

① 一般情况下,呼吸道病毒感染引起的低热,多饮水,物理降温即可,多不需要药物治疗。

② 对于高热(体温＞38.5 ℃)、头痛及全身肌肉酸痛者,需要解热镇痛药物治疗,常用的药物有对乙酰氨基酚及布洛芬等。

③ 严禁使用糖皮质激素用于退热治疗,以免掩盖病情的变化。

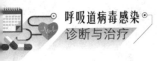

如何正确选择合适的感冒药物

对于上呼吸道感染的患者,如何选择合适的感冒药物尤为重要,而感冒的药物治疗多以对症治疗药物为主,主要包括以下几类药物。

1. 鼻减充血剂 此类药物可使感冒患者鼻黏膜和鼻窦血管收缩,改善由感冒引起的鼻塞、流涕和打喷嚏症状,可以口服、滴鼻或喷鼻治疗,持续使用一般不宜超过7天。常见的代表药物有伪麻黄碱和麻黄素等,伪麻黄碱可以选择性收缩上呼吸道血管,对血压影响不大,是感冒患者最常用的鼻减充血剂,而麻黄素如超量使用可导致血压的升高,需要特别注意。

2. 抗组胺药 此类药物可以通过阻断组胺受体抑制小血管扩张,降低血管通透性,有效缓解感冒患者的打喷嚏和流涕症状。但此类药物常有嗜睡及乏力等不良反应,车船驾驶者、高空作业者及精密仪器操作者等高危人群慎用。常用的代表药物主要分为下列两类。

第一代抗组胺药:代表药物有马来酸氯苯那敏和苯海拉明等,该类药物可穿透血脑屏障,进入中枢神经细胞内与组胺受体结合,此外还具有一定程度的抗胆碱作用,有助于镇咳及减少分泌物等作用,是治疗感冒的首选药物。

第二代抗组胺药:代表药物有氯雷他定和西替利嗪,该类药物的优点在于嗜睡和镇静的不良反应较少,但缺乏抗胆碱的作用,镇咳及减少分泌物的作用比较弱。

3. **解热镇痛药** 此类药物主要可以缓解感冒患者的发热、全身酸痛及咽痛等症状,其主要通过抑制前列腺素的合成,作用于体温调节中枢,从而产生周围血管扩张、出汗及散热等效应发挥解热作用,并通过阻断痛觉神经末梢的冲动传导而产生镇痛作用。代表药物有对乙酰氨基酚和布洛芬等,需警惕对乙酰氨基酚过量使用而造成的肝损伤。

4. **镇咳药** 咳嗽也是感冒患者的常见症状之一,常用的镇咳药按照药理学特点可以分为中枢性镇咳药和周围性镇咳药两类。

① 中枢性镇咳药:此类药物通过直接抑制咳嗽中枢而发挥镇咳作用,根据药物是否具有成瘾性和麻醉作用又分为依赖性和非依赖性2类药物。依赖性镇咳药常见代表药物为可待因,其可以直接抑制咳嗽中枢,镇咳作用强而迅速,并具有镇痛镇静作用,但因其具有成瘾性,仅用于其他镇咳治疗无效时短时间使用;非依赖性镇咳药大多为人工合成的镇咳药,目前临床上较为常见的镇咳药为右美沙芬,其作用与可待因相似,但无镇痛和镇静作用,在常规治疗剂量下对呼吸中枢无抑制作用,也没有成瘾性。

② 周围性镇咳药:此类药物主要通过抑制咳嗽反射弧中的某一环节而发挥作用,其代表药物有那可丁和苯丙哌林等。那可丁药物中含有异喹啉类生物碱,镇咳作用与可待因相当,但无依赖性及呼吸中枢抑制作用;苯丙哌林属于非麻醉性镇咳药,其可抑制外周传入神经或咳嗽中枢而发挥作用。

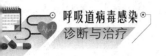

5. 祛痰药　此类药物可以通过增加分泌物的排出、降低分泌物黏稠度及增加呼吸道纤毛的清除功能等机制，提高咳嗽对气道分泌物的清除。代表药物包括愈创甘油醚、氨溴索、溴己新、乙酰半胱氨酸和羧甲司坦等，其中愈创甘油醚可以刺激胃黏膜，而反射性引起气道分泌物增多，从而达到增加黏液排出的效果，临床是较为常用的一种复方感冒药成分。

临床上对感冒药物的选择应在医生的指导下选择使用，对于老年人、孕妇、儿童及合并基础疾病的高位人群更要慎重，在注重药物疗效时，也要警惕药物所带来的不良反应，常见感冒药物的成分及特殊人群推荐用药见表2。

普通感冒要使用抗病毒药物吗

普通感冒大部分是由鼻病毒感染引起的，多具有自限性特点，并且目前尚无针对普通感冒的特异性抗病毒药物，因此普通感冒无须使用抗病毒药物治疗，过度使用只会增加相关不良反应的风险。而对于临床确诊流行性感冒的患者，应及时给予神经氨酸抑制剂抗病毒治疗。

普通感冒要使用抗生素吗

普通感冒是一种自限性疾病，多因病毒感染而引起，抗生素

表2 普通感冒的常用复方制剂成分、含量及特殊人群推荐用药

药物名称	解热镇痛药	鼻减充血剂	镇咳药	抗组胺药	其他成分	老年人	孕妇	肝功能不全	肾功能不全	严重心脑血管疾病者	消化道溃疡或出血风险	同服阿司匹林过敏者
泰诺感冒片	对乙酰氨基酚(325 mg)	伪麻黄碱(30 mg)	右美沙芬(15 mg)	氯苯那敏(2 mg)	/	√	×	√	√	!	√	!
日夜百服宁(日片)	对乙酰氨基酚(500 mg)	伪麻黄碱(30 mg)	右美沙芬(15 mg)	/	/	√	×	!	√	!	√	!
日夜百服宁(夜片)	对乙酰氨基酚(500 mg)	伪麻黄碱(30 mg)	右美沙芬(15 mg)	氯苯那敏(2 mg)	/	√	×	!	√	!	√	!
白加黑(白片)	对乙酰氨基酚(325 mg)	伪麻黄碱(30 mg)	右美沙芬(15 mg)	/	/	√	×	√	√	!	√	!
白加黑(夜片)	对乙酰氨基酚(325 mg)	伪麻黄碱(30 mg)	右美沙芬(15 mg)	苯海拉明(25 mg)	/	√	×	√	√	!	√	!
新康泰克(红装)	对乙酰氨基酚(500 mg)	伪麻黄碱(30 mg)	右美沙芬(15 mg)	氯苯那敏(2 mg)	/	√	×	!	√	!	√	!
惠菲宁	/	伪麻黄碱(6 mg/ml)	右美沙芬(2 mg/ml)	氯苯那敏(0.4 mg/ml)	/	√	×	!	√	!	√	!

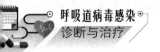

（续表）

药物名称	解热镇痛药	鼻减充血剂	镇咳药	抗组胺药	其他成分	老年人	孕妇	肝功能不全	肾功能不全	严重心脑血管疾病者	消化道溃疡或出血风险	阿司匹林过敏者
惠菲芬	布洛芬(20 mg/ml；200 mg/片)	伪麻黄碱(3 mg/ml；30 mg/片)	/	氯苯那敏(0.2 mg/ml)	/	√	×	√	√	!	!	×
感冒通	双氯芬酸(15 mg)	/	/	氯苯那敏(2.5 mg)	人工牛黄(10 mg)	√	×	!	√	!	!	×
克感敏片	对乙酰氨基酚(500 mg)＋氨基比林(100 mg)	/	/	氯苯那敏(2 mg)	咖啡因(30 mg)	√	×	!	!	!	√	×
快克	对乙酰氨基酚(250 mg)	/	/	氯苯那敏(2 mg)	咖啡因(15 mg)＋人工牛黄(10 mg)＋金刚烷胺(100 mg)	√	×	!	!	!	√	!
速效伤风胶囊	对乙酰氨基酚(250 mg)	/	/	氯苯那敏(2.5 mg)	咖啡因(15 mg)＋人工牛黄(10 mg)	√	×	!	√	!	√	!

注：√＝适用，!＝慎用，×＝禁用。

对细菌感染有效,但对病毒感染没有效果,因此不推荐使用抗生物治疗普通感冒。在无明确细菌感染依据的情况下,不能以预防为目的而使用抗生素。当明确合并细菌感染时,比如出现咳黄痰、黄涕、耳部疼痛或听力下降等症状,外周血常规检查提示白细胞总数、中性粒细胞计数和(或)C反应蛋白升高,考虑存在肺炎、鼻窦炎或中耳炎,可予以抗生素治疗。

老年人、孕妇、儿童等特殊人群感冒药的选择

老年人多合并基础疾病较多,日常口服药物也较多,应用感冒药物时需要注意药物间的相互作用。如果没有明确的肝肾功能不全,严重心脑血管疾病以及消化道溃疡出血病史的老年人,可考虑正常剂量服用。对于合并上述疾病的患者,则需参考相关人群指导用药。

孕妇应特别慎重使用感冒药物,重在预防,对于高热的妊娠患者在充足补液、物理降温及对因治疗的基础上,可选择对乙酰氨基酚退热治疗;在孕期避免使用阿司匹林、双氯芬酸、苯海拉明和布洛芬等感冒药物,妊娠3个月内禁用右美沙芬和愈创甘油醚等止咳药物,以免影响胎儿发育和孕期延长。

儿童因为机体器官功能未发育完全,使用感冒药物时应特别谨慎,需要根据患儿体质量来计算用量,避免药物超量。最适合儿童的解热镇痛药可选择对乙酰氨基酚和布洛芬;而儿童常用的口服鼻减充血剂、镇咳药和抗组胺药分别是伪麻黄碱、右美

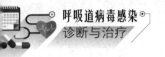

沙芬和马来酸氯苯那敏。如儿童普通感冒对症治疗1周仍无明显好转,则应及时就医明确诊断。

如果感冒比较重,是不是可以选择两种感冒药

感冒的轻重与口服感冒药物的数量没有任何关系,目前市场上的感冒药物大多数为复方制剂,虽种类繁多,但其组方成分大同小异,因此建议选择其中的一种服用即可。如果同时服用两种或两种以上感冒药,则会引起重复用药,并导致药物的超量使用,增加药物不良反应的发生率。

呼吸道病毒感染引起的呼吸道症状应如何进行对症治疗

1. 上呼吸道症状 如鼻塞、流涕、打喷嚏及咽痛等,建议保持呼吸道清洁,可使用伪麻黄碱、麻黄素等药物,收缩上呼吸道血管,缓解鼻塞、流涕及咽痛症状;还可以选择马来酸氯苯那敏及苯海拉明等药物,缓解流涕及打喷嚏症状,需注意该类药物引起的嗜睡及疲乏等不良反应。

2. 咳嗽 对于咳嗽症状明显者,建议予以镇咳治疗,包括中枢性镇咳药和周围性镇咳药,常用的药物有可待因、右美沙芬等。

3. **咳痰**　对气道分泌物较多的患者应使用祛痰药物治疗，常用的药物包括愈创甘油醚、氨溴索、乙酰半胱氨酸及羧甲司坦等。

不同呼吸道病毒的抗病毒治疗方案都是相同的吗

呼吸道病毒的病原体众多，常见的有流感病毒、冠状病毒、鼻病毒、腺病毒及呼吸道合胞病毒等，近年来引起大规模流行的有 H1N1 病毒、SARS 病毒、H7N9 病毒、MERS 病毒及新型冠状病毒，以流感病毒和冠状病毒居多。流感病毒大多呈球形颗粒状，可根据病毒核蛋白和基质蛋白抗原分为甲、乙、丙三型；而冠状病毒多呈球形或椭圆形，上有规则排列的囊状胶原纤维突起，因此不同类型病毒的生物学特点大相径庭，决定了其抗病毒治疗的药物亦有所不同。

成人流感患者什么情况下需要抗病毒治疗

如果患者有流感样表现，病原学检查确诊或高度怀疑流感，且具有发生并发症高危因素的情况，不论所患基础疾病、流感疫苗免疫状态及流感病情严重程度，均应当在发病 48 小时内予以抗病毒治疗。需要住院的流感患者如果发病 48 小时后呼吸道标

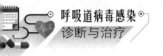

本流感病毒检测阳性,也需要推荐应用抗病毒治疗。

老年流感患者的抗病毒治疗需要注意什么

老年流感患者相比于年轻流感患者,是容易发生流感并发症的高危人群。老年患者大多患有呼吸系统、心脑血管系统等系统性疾病,病情表现多较危重,进展较快,可出现重症肺炎、病毒性心肌炎、急性心力衰竭、急性心肌梗死及病毒性脑炎等并发症,因此老年人确诊或疑诊流感时应该尽早开始抗病毒治疗。

妊娠患者如果罹患流感应如何抗病毒治疗

妊娠患者同样是易感流感并发症的高危人群,尤其是中晚期妊娠女性感染流感病毒后容易发生肺炎,可迅速出现呼吸困难、低氧血症及急性呼吸窘迫综合征表现,最终导致流产、胎儿窘迫及死亡,甚至导致患者死亡。有研究表明,妊娠患者发病2天内未进行抗病毒治疗,则病死率明显增加;相反,妊娠期接受奥司他韦或扎那米韦等抗病毒治疗,并未出现胎儿畸形、早产及低出生体重等不良妊娠转归。因此,妊娠女性如确诊或疑诊流感时应尽早开始抗病毒治疗,抗病毒剂量与成人相同。

对于重症流感患者的抗病毒治疗的原则是什么

重症流感患者,多会出现并发症及疾病发生进展的情况,死亡率较高,因此在流感症状出现 48 小时以内启动抗病毒治疗获益最大,超过 48 小时后急性抗病毒治疗仍可有效。治疗上选择口服奥司他韦或静脉应用帕拉米韦治疗,对免疫低下患者和重症住院患者可使用大剂量奥司他韦治疗。

常用的治疗流感病毒的抗病毒药物有哪些

治疗流感病毒的抗病毒药物共有三类:包括神经氨酸酶抑制剂、M2 离子通道阻滞剂及非核苷类抗病毒药物。

1. **神经氨酸酶抑制剂** 该类药物对神经氨酸酶有选择性的抑制作用,减少病毒在体内的复制,阻止病毒的释放和感染周围细胞,对甲型和乙型流感病毒均有良好的抑制作用,代表药物有奥司他韦、扎那米韦和帕拉米韦 3 种。

① 奥司他韦:是常用的口服神经氨酸酶抑制剂,具有较高的口服生物利用度。研究表明其可以缩短流感患者的病程和减轻疾病的严重程度,对于初始表现为重症的患者,或病情开始恶化的患者,推荐尽早开始奥司他韦治疗,包括妊娠女性和婴幼儿。建议体重 40～78 kg 的患者使用标准剂量 75 mg 每日 2 次口服,

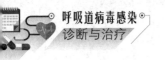

对于体重超过 79 kg 的患者使用高剂量 150 mg 每日 2 次口服,疗程为 5 天。

②扎那米韦:通常通过吸入给药而直接进入呼吸道,可选择性抑制神经氨酸酶,在没有奥司他韦或不能使用奥司他韦时,重症患者或疾病进展患者需给予扎那米韦吸入治疗。常规剂量为 10 mg 每日 2 次吸入,疗程为 5 天。

③帕拉米韦:口服吸收迅速,半衰期长,可作为奥司他韦和扎那米韦的替代选择,对于流感重症患者、无法接受吸入或口服神经氨酸酶抑制剂的患者和对其他神经氨酸酶抑制剂疗效不佳的患者可考虑使用。常规剂量为 300～600 mg 静脉滴注,每日 1 次,疗程为 1～5 天,重症病例可适当延长。

2. M_2 离子通道阻滞剂　通过阻断流感病毒 M_2 离子通道,抑制病毒复制,但仅对甲型流感病毒有抑制作用,代表药物有金刚烷胺和金刚乙胺两种。随着流感病毒的发生的耐药突变,该类药物失去了对流感病毒的抑制作用,因此不建议用于甲型流感的治疗。

3. 非核苷类抗病毒药物　代表药物为阿比多尔,其是一种广谱抗病毒药物,通过抑制流感病毒复制而发挥作用,对包括甲型流感在内的多种病毒有抑制作用。

治疗新型冠状病毒的药物有哪些

目前尚无治疗新型冠状病毒的有效抗病毒药物,但是某些药物经临床观察显示可能具有一定的治疗作用,因此建议该类具有潜在抗病毒作用的药物尽早使用,重点应用于重症高危因素和有重症发展倾向的患者。可以选择的药物有 α 干扰素、利巴韦林、洛匹那韦/利托那韦、磷酸氯喹和阿比多尔。

1. α 干扰素   成人每次 500 万 U 或相当剂量,每日 2 次,雾化吸入,疗程不超过 10 天。

2. 利巴韦林   建议与干扰素或洛匹那韦或利托那韦联合应用,成人 500 mg/次,每日 2~3 次静脉滴注,疗程不超过 10 天。

3. 磷酸氯喹   主要用于 18~65 岁成人,体重大于 50 kg 者,每次 500 mg,每日 2 次,疗程 7 天;体重小于 50 kg 者,第 1~2 天每次 500 mg,每日 2 次,第 3~7 天每次 500 mg,每日 1 次。

4. 阿比多尔   成人每次 200 mg,每日 3 次,疗程不超过 10 天。

治疗新型冠状病毒的抗病毒药物应用时应该注意什么

要注意各种抗病毒药物的禁忌证、不良反应及其与其他药物的相互作用等问题,出现不可耐受的毒不良反应时应停止使用相关药物。不建议同时使用 3 种以上的抗病毒作用。对于妊娠期患者需考虑妊娠周数,尽量选择对胎儿影响较小的药物,并考虑是否终止妊娠后再进行治疗。

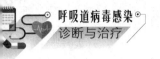
临床上治疗腺病毒感染的抗病毒药物有哪些

腺病毒感染同样是引起呼吸道感染的重要病原菌,也可以通过感染消化道、泌尿道、眼部和心肌等部位而引起各种疾病。目前尚无明确针对腺病毒的有效抗病毒药物,常用的药物有利巴韦林和干扰素喷鼻剂两种,早期使用上述药物可以缩短患者病情,减轻患者症状。

1. 利巴韦林   建议 400 mg~600 mg/次,每 12 小时 1 次,静脉滴注,应注意使用后的胃肠道反应,个别敏感患者可导致溶血性贫血发生。

2. 干扰素喷鼻剂   喷鼻用,每日 4 次。

呼吸道病毒感染在什么情况下需要使用糖皮质激素治疗

一般呼吸道病毒引起的上呼吸道、气管及支气管感染,均不需要使用糖皮质激素治疗。如出现病毒性肺炎时,部分重症和危重症患者需要糖皮质激素治疗。糖皮质激素像一把双刃剑,一方面可以减轻机体的过度炎症,另一方面抑制机体的免疫功能,延缓病毒的清除。因此,在糖皮质激素的使用方面,一直是临床争议的热点,需要谨慎对待。对于氧合指标进行性恶化,影像学进展迅速及机体炎症反应过度激活状态的重症或危重症肺炎患者,特别是病情进展速度明显加快,面临插管风险时,具有糖皮质激素使用的适应证,建议短期内酌情应用,使用剂量建议甲泼尼龙 0.5～1 mg/(kg·d),治疗疗程建议为 3～5 天,不超过 10 天,可根据不同患者的体质量酌情增减。若患者在插管或体外膜式氧合(ECOM)支持下能够维持有效的血氧浓度时,可建议撤除糖皮质激素。

临床上常用的糖皮质激素有哪些

糖皮质激素在临床上分为 3 种类型,短效(如可的松和氢化可的松)、中效(如泼尼松、泼尼松龙和甲泼尼龙等)和长效(如地塞米松和倍他米松等)。在病毒性肺炎的治疗中,常用到的是中效糖皮质激素甲泼尼龙琥珀酸钠,因为其起效快,生物半衰期短,安全性好,对下丘脑垂体肾上腺轴抑制作用弱,是唯一用于冲击治疗的激素类药物。

糖皮质激素在呼吸道病毒性肺炎中的作用机制有哪些

糖皮质激素在呼吸道病毒性肺炎主要通过其抗炎作用发挥效果。糖皮质激素可以作用于免疫反应的各个阶段和多个环节,在炎症早期,糖皮质激素可以减轻炎性细胞渗出、白细胞浸

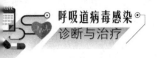

润及毛细血管扩张等反应,后期可抑制毛细血管和成纤维细胞的过度增生。糖皮质激素还可以抑制炎症因子的转录、翻译和表达过程,有效对抗炎症风暴,减轻机体内过度激活的免疫反应。但临床需适当使用糖皮质激素来抑制病毒性肺炎患者体内过度的炎症反应。

以新型冠状病毒肺炎为例,糖皮质激素使用过程中应注意哪些事项

国内新型冠状病毒肺炎的回顾性研究结果显示,中低剂量使用的糖皮质激素可以降低重症病毒性肺炎的病死率和住院时间,且无明显继发感染和并发症出现。但在实际治疗中,需要严格掌握适应证及禁忌证。

1. 适应证 ①影像学进展迅速(24～48 小时内病灶进展超过 50%);②静息未吸氧状态下患者血氧饱和度≤93%,或呼吸急促(呼吸频率≥30 次/分),或氧合指数≤300 mmHg。

2. 下列情况需要谨慎使用 ①糖尿病患者,正在接受口服药物或胰岛素治疗;②已知对甲泼尼龙、氢化可的松、地塞米松或其他剂型过敏;③难治性高血压;④癫痫或谵妄状态;⑤青光眼;⑥已知的近 3 个月内活动性消化道出血;⑦已知的难以纠正的低钾血症;⑧已知继发细菌或真菌感染;⑨已知的免疫抑制状态(如化疗、放疗或术后 1 个月内,HIV 感染);⑩严重淋巴细胞减低(外周血淋巴细胞绝对值<300 μl)。

3. **总体原则**　慎用糖皮质激素,尤其是严禁使用糖皮质激素用于退热治疗;对于感染前因自身免疫病、肾病综合征及支气管哮喘等基础疾病已经规律应用糖皮质激素的患者,其使用剂量应根据患者感染的严重程度和罹患的基础疾病进行个体化使用。

糖皮质素在治疗过程中会出现哪些不良反应

糖皮质激素虽然在呼吸道病毒感染疾病的治疗中发挥抗炎、抑制炎症风暴和改善氧合等作用,但同时也存在很多不良反应。

1. **增加二重感染的风险**　在重症肺炎治疗中,除了使用糖皮质激素的使用外,不可避免应用广谱抗生素抗感染治疗,两者的共同作用使得机体二重感染的发生风险明显升高,尤其以真菌感染较为常见,加重了治疗的难度。

2. **对血糖影响**　糖皮质激素会严重影响人体血糖的代谢,可促进糖原合成及糖异生,减少血糖的利用,导致血糖水平的升高,尤其是对于糖尿病患者的血糖更加难以控制,需要及时调整口服降糖药物或皮下注射胰岛素剂量。

3. **电解质紊乱和高血压**　糖皮质素有保钠和排钾的生理功能,同时可以增加儿茶酚胺的血管收缩作用,引起高钠血症及高血压;此外因其排钾功能可以导致低钾血症出现,导致肌肉麻痹,严重者可引起心力衰竭等并发症。

4. **消化道应激性**　糖皮质激素可以刺激胃酸和胃蛋白酶的分泌,抑制胃黏液分泌,降低胃黏膜的抵抗力,诱发或加重消化

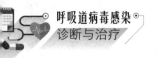

性溃疡,严重者可并发消化道出血和穿孔等并发症。

5. 骨质疏松和骨折　糖皮质激素可以抑制成骨细胞活性,增加钙磷排泄,长期使用会导致机体处于负氮平衡,从而出现肌无力、骨质疏松及骨折等并发症。

6. 精神异常　糖皮质激素可以引起多种形式的行为异常,如激动、失眠、情感障碍等,甚至可以诱发癫痫,因此有中枢神经系统疾病患者,需要谨慎使用。

呼吸道病毒感染患者什么情况下需要呼吸支持治疗

普通呼吸道病毒感染多呈自限性,若出现严重急性呼吸道感染疾病,比如严重急性呼吸综合征(SARS)、中东呼吸综合征(MERS)、H7N9 流感病毒性肺炎、新型冠状病毒性肺炎(Covid-19)等疾病,部分患者可快速进展为急性呼吸衰竭,甚至导致急性呼吸窘迫综合征(ARDS)的出现,而危及生命。在此情况下,呼吸支持治疗就是严重呼吸道感染患者的最重要的生命支持手段,对挽救患者的生命起着举足轻重的作用。

严重呼吸道病毒感染需要的呼吸支持治疗有哪些

主要包括普通氧疗、经鼻高流量氧疗(HFNC)、无创正压通气、有创正压通气、体外膜式氧合(ECOM)等方法,随着病情的不断加重,所需要的呼吸支持水平越来越高。

哪些呼吸道病毒感染患者需要普通氧疗治疗

呼吸道感染患者出现以下情况需要普通氧疗:低氧血症(呼吸空气时动脉血氧<60 mmHg 或血氧饱和度<93%, 1 mmHg=0.133 kPa),呼吸窘迫(呼吸频率>24 次/min),低血压(收缩压<100 mmHg)。

普通氧疗装置包括鼻导管、普通面罩、文丘里面罩和非重复呼吸道的储氧面罩。初始使用时建议氧流量设置在 5 L/min,随后可根据患者病情调整氧流量,使血氧饱和度维持在 94%～98%,孕妇至少在 95%以上,对于合并慢性阻塞性肺病等慢性高碳酸血症的患者,应将血氧饱和度维持在 88%～92%。

普通氧疗在操作时需要注意什么

① 呼吸道病毒感染患者具有很强的传染性,因此在接触氧疗装置时应严格进行个人防护,避免被患者气道的分泌物及其气溶胶所污染。

② 氧疗装置必须单人一次性使用,如有痰液、血渍污染时应立即更换。

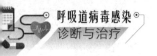
③ 普通氧疗时不能使用雾化装置对患者进行气道湿化治疗，以免增加气溶胶的产生。

④ 鼻导管吸氧的患者需佩戴外科口罩或简单开放面罩。

经鼻高流量氧疗(HFNC)指的是什么

经鼻高流量氧疗(HFNC)是一种新型的呼吸支持方式，仅有吸入气体流量和吸入氧浓度两个参数可以调节，气体流量最大可调至 60~70 L/min，吸入氧浓度可在 21%~100%之间进行调节。与普通氧疗相比，HFNC 可以降低低氧性呼吸衰竭患者的气管插管率和病死率。

哪些重症呼吸道病毒感染人群可以选择使用经鼻高流量氧疗

当普通氧疗不能纠正患者的低氧血症，或者患者不能耐受无创正压通气治疗时可选择 HFNC 治疗，包括轻中度低氧血症患者(100 mmHg≤氧合指数<300 mmHg)；生命体征相对稳定，无紧急气管插管指征的患者。对于伴有轻度通气功能障碍(pH≥7.3)的患者需谨慎使用，随时做好更换无创或有创机械通气的准备。

在使用经鼻高流量氧疗时应注意的问题有哪些

① 经鼻高流量氧疗中使用的高流量和管路均为一次性,单人使用。

② 使用中建议患者尽可能闭口呼吸,佩戴外科口罩或简单开放面罩。

③ 及时清理回路中的冷凝水,避免其进入鼻腔刺激患者引起呛咳。

什么情况下,需将经鼻高流量氧疗更换为无创或有创机械通气

① 呼吸频率>30 次/min。

② 血氧饱和度<88%~90%。

③ 胸腹矛盾呼吸或(和)持续辅助呼吸肌辅助活动。

④ pH<7.35。

⑤ 动脉二氧化碳分压>45 mmHg。

无创正压通气治疗重度呼吸道病毒感染患者的指征是什么

无创正压通气是一种较为理想的呼吸支持模式,可以在一

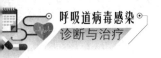
定程度上降低气管插管率,但是在治疗低氧性呼吸衰竭的整体失败率较高,不能作为纠正严重呼吸道病毒感染患者的一线治疗手段。对于无气管插管指征且氧合指数>150 mmHg的患者,可尝试试用无创正压通气治疗观察1~2小时;若使用后病情无明显好转或持续恶化,吸入氧浓度>60%和呼气末正压>8 cm H_2O 也不能维持患者血氧饱和度>90%时,应及时更换为有创正压通气。

无创正压通气在治疗过程中的并发症有哪些,如何进行处理

无创正压通气的安全性相对较高,并发症多较轻微,严重并发症的发生率较低。最常见的并发症是漏气和腹胀,其次是与面罩压迫有关的并发症。

1. **呼吸机面罩漏气**　建议调整固定头带至较为合适的位置,克服患者紧张情绪,鼓励患者配合呼吸机进行呼吸。

2. **腹胀**　无创正压通气最常见和不可避免的并发症,当出现腹胀时,需要适当降低呼吸机的压力参数,同时可给予患者促进胃肠蠕动和通便治疗。

3. **鼻面部皮肤压伤**　适当调节固定带,应用安普贴等皮肤黏膜保护贴保护受压皮肤。

4. **口鼻干燥**　主要通过加强湿化措施来改善。

5. **气胸**　多因呼吸机压力调节过高所致,如出现气胸的情

况,应紧急处理,及时行胸腔闭式引流手术,必要时体征无创正压通气。

对于呼吸道病毒感染的患者,使用无创正压通气需要注意哪些问题

① 治疗环境要求较高,需要负压单间病房,病床间的间距至少1米以上;医务人员进入病房需严格佩戴个人防护装备,尽量减少进入病房的次数。

② 设备上需要加用病毒、细菌过滤器,避免使用鼻罩,双回路的无创呼吸机更能有效预防气溶胶的排出,此外应及时更换无创呼吸机的空气过滤装置。

③ 使用无创正压通气时,尽可能减少漏气量,减轻气道压力;可适当使用镇静镇痛药物,降低呼吸驱动和分钟通气量。

有创正压通气在治疗严重呼吸道感染患者中的指征是什么

如果经过普通氧疗、经鼻高流量氧疗及无创正压通气治疗效果不佳,难以纠正患者的呼吸衰竭,出现进行性加重的低氧血症和呼吸窘迫等症状,或出现高碳酸血症(动脉二氧化碳分压>45 mmHg),或者血流动力学出现不稳定时,应立即考虑早期气

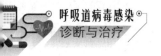

管插管有创正压通气治疗。

如何对重度呼吸道病毒感染患者进行有效的有创正压通气

1. 小潮气量通气　推荐小潮气量(4～8 ml/kg)和低平台压(<30 cm H_2O)通气,初始潮气量可设置为 6 ml/kg,如存在通气不足的情况,可适当增加至 8 ml/kg,但需控制平台压在 30 cm H_2O 以内,如果患者自主呼吸过强导致潮气量超过 30 cm H_2O,可以适当增加镇痛药物剂量,必要时可予以肌松药物治疗。小潮气量通气可以降低肺容积伤的发生,兼顾允许性高碳酸血症的策略,保证血液 pH>7.25。

2. 呼气末正压(PEEP)　高水平 PEEP(>12 cm H_2O)可能对中重度急性呼吸窘迫综合征患者有益,但不能改善整体急性呼吸窘迫综合征患者的死亡率,对 PEEP 的设置需要个体化,建议根据肺的可复张性来调节。如 PEEP 参数调节后出现动脉血氧分压升高、呼吸系统顺应性增加和死腔量的减低等表现,说明肺可复张性高。那么对于肺泡可复张性差的患者,建议予以低水平 PEEP 设置,避免高 PEEP 水平导致气压伤的出现;相反,对于可复张性高的患者,则需给予高水平的 PEEP 设置。

3. 俯卧位通气　对于常规呼吸机通气参数调节未能改善氧合的重度急性呼吸窘迫综合征患者(氧合指数<100 mmHg),若患者的病变部位呈不均一性分布时,可推荐常规使用俯卧位通

气治疗,时间至少大于 12 小时。

4. 肌松药物 如患者出现严重的呼吸窘迫症状、人机不协调、呼吸驱动过强导致难以进行小潮气量机械通气、难治性低氧血症或高碳酸血症等情况时,可给予肌松药物治疗。

5. 肺复张手法 主要应用于难治性低氧血症患者的补救措施,但不能常规应用于急性呼吸窘迫综合征的患者,且过高水平的肺复张压力会使急性呼吸窘迫综合征患者的预后恶化,尤其是血流动力学不稳定的患者。常用方法包括高水平持续气道内正压($35\sim40$ cmH$_2$O,维持 40 秒)和压力控制通气方法(吸气压 $10\sim15$ cmH$_2$O, PEEP $25\sim30$ cmH$_2$O,维持 $1\sim2$ 分钟)。

体外模式氧合(ECOM)在重症呼吸道病毒感染性疾病中的治疗时机是什么

在最优的机械通气条件下,吸入氧浓度$\geqslant80\%$,潮气量为 6 ml/kg, PEEP$\geqslant5$ cmH$_2$O,且保护性通气和俯卧位通气效果不佳的情况下,应尽早启动 ECOM 的治疗。

① 氧合指数<50 mmHg 超过 3 小时。

② 氧合指数<80 mmHg 超过 6 小时。

③ 动脉血 pH<7.25 且动脉二氧化碳分压>60 mmHg 超过 6 小时,呼吸频率>35 次/分。

④ 呼吸频率>35 次/分时,动脉血 pH<7.2 且平台压>30 cmH$_2$O。

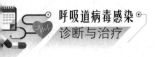

⑤ 合并心源性休克或心脏骤停者。

早期应用 ECOM 治疗,有利于减轻肺部及全身的炎症反应,避免肺脏及其他重要器官的功能受损。因此符合 ECOM 指征,且无禁忌证的危重症患者,应尽早启动 ECOM 治疗,以免延误治疗时机导致患者预后不良。

以新型冠状病毒肺炎为例,如何选择 ECOM 的模式

只需呼吸支持时,可选用静脉—静脉方式 ECOM(VV-ECOM),这也是最常用的方式;若需要呼吸和循环同时可选择静脉—动脉方式 ECOM(VA-ECOM);VA-ECOM 出现头臂部缺氧时可采用 VAV-ECOM 模式。

实施 ECOM 后,需实施肺保护性肺通气策略,设置潮气量<$4\sim6$ ml/kg,平台压≤25 cmH$_2$O,驱动压<15 cmH$_2$O,PEEP $5\sim15$ cmH$_2$O,呼吸频率4~10次/分,吸氧浓度<50%。对于氧合功能难以维持、双肺重力依赖区实变明显,或者需要积极气道分泌物引流的患者,可联合俯卧位通气。

中医对呼吸道病毒的认识如何

呼吸道病毒系现代医学称谓,种类众多,常见的有流感病

毒、冠状病毒、鼻病毒、腺病毒及呼吸道合胞病毒等,近年来引起大规模流行的有 H1N1 病毒、SARS 病毒、H7N9 病毒、MERS 病毒及新型冠状病毒,以流感病毒和冠状病毒居多。流感病毒大多呈球形颗粒状,可根据病毒核蛋白和基质蛋白抗原分为甲、乙、丙三型;而冠状病毒多呈球形或椭圆形,上有规则排列的囊状胶原纤维突起。

传统中医无呼吸道病毒的称谓,属于中医"温病""疫病""疫毒""瘟毒"范畴,最早见于《黄帝内经》;东汉张仲景所著的《伤寒杂病论》一直被公认是中国传统医学疫病防治的开篇之作;明朝吴又可在《温疫论》中提出戾气说,指出传染性,详论瘟疫病。2020 年来广为流行的"新型冠状病毒肺炎"属中医"寒湿疫""疫毒"等范畴。

中医治疗呼吸道病毒有哪些方法手段

关于此类疾病的治疗,中医侧重于整体观念和辨证论治,强调"因人、因时、因地"三因制宜,关注邪毒与人体正气的关系,强调以人为本。治疗上重视辨证论治,根据患者临床症状、舌苔、脉象分型论治,故而治疗方法比较多样,但是根据中医"异病同治,同病异治"的理论,无论何种呼吸道病毒只要表现的中医"证"形同,大体上所选用代表方剂类似,所不同的是根据个体差异有所加减,从这个层面上讲,中医治疗呼吸道病毒又具有一定的相同性。根据整体观念和辨证论治拟定治疗方药,

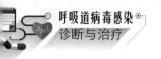
多采用中药汤剂,缺点是煎服费时费力,口感不佳,优点是能够根据不同患者具体情况加减用药,达到个体化治疗;近来中成药广受欢迎,优点是服用方便、便于携带,但具有一定的局限性,不利于随症加减用药;除内服中药之外,亦有中药针剂、中药雾化吸入、药浴、药蒸等外治之法。另外,推拿、针灸等在改善临床症状、辅助正气、增强抗病能力方面亦有一定的疗效,可根据情况选用。

中医如何辨证论治呼吸道病毒

一般常见证型及治疗如下:

1. **风热犯肺证** 发热或未发热,或有恶寒,咽痛不适,咳嗽,少痰。舌质红,苔薄或薄黄,脉浮数。常用方剂银翘散加减(具体剂量由中医师开具,下同):金银花、连翘、防风、黄芩、荆芥、牛蒡子、桔梗、芦根、生甘草。服法:每日1剂,水煎400 ml,分2次服用,早晚各1次。推荐中成药:荆银颗粒、六神丸。

2. **寒湿阻肺证** 发热或身热不扬,乏力,周身酸痛,咳嗽,咯痰,胸紧憋气,纳呆,恶心,呕吐,大便黏腻不爽。舌质淡胖齿痕或淡红,苔白厚腐腻或白腻,脉濡或滑。常用方剂大青龙汤合草果饮加减:生麻黄、生石膏(先煎)、杏仁、厚朴、槟榔、草果、羌活、葶苈子、贯众、藿香、佩兰、苍术、云苓、生白术、焦三仙等。服法:每日1剂,水煎400 ml,分2次服用,早晚各1次,饭后服用。推荐中成药:藿香正气胶囊(丸、水、口服液)、小青龙口服液。

3. 湿毒郁肺证 发热,咳嗽痰少,或有黄痰,憋闷气促,腹胀,便秘不畅。舌质暗红,舌体胖,苔黄腻或黄燥,脉滑数或弦滑。常用麻杏石甘汤合大承气汤加减:生麻黄、苦杏仁、生石膏(先煎)、生大黄(后下)、生薏苡仁、苍术、全瓜蒌、马鞭草、干芦根、葶苈子、枳实、厚朴、生甘草。呕恶者加黄连、竹茹、苏叶。服法:每日1剂,水煎400 ml,分2次服用,早晚各1次。推荐中成药:痰热清胶囊、清开灵软胶囊。

4. 热毒闭肺证 发热面红,咳嗽,痰黄粘少,或痰中带血,喘憋气促,疲乏倦怠,口干苦黏,恶心不食,大便不畅,小便短赤。舌红,苔黄腻,脉滑数。常用麻杏石甘汤合黄连解毒汤加减:生麻黄、杏仁、生石膏(先煎)、甘草、黄连、黄芩、生山栀、藿香(后下)、厚朴、苍术、草果、法半夏、茯苓、生大黄(后下)、葶苈子、赤芍。服法:每日1~2剂,水煎服,每次200 ml,一日2~4次,口服或鼻饲。

5. 气营两燔证 大热烦渴,喘憋气促,谵语神昏,视物错瞀,或发斑疹,或吐血、衄血,或四肢抽搐。舌绛少苔或无苔,脉沉细数,或浮大而数。常用白虎汤合犀角地黄汤加减:生石膏(先煎)、知母、生地黄、水牛角(先煎)、赤芍、玄参、连翘、丹皮、黄连、竹叶、葶苈子、黄芩、南沙参、麦冬、生甘草。服法:每日1剂,水煎服,每次100~200 ml,每日2~4次,口服或鼻饲。推荐中成药:喜炎平注射液、血必净注射液、热毒宁注射液、痰热清注射液、醒脑静注射液。功效相近的药物根据个体情况可选择1种,也可根据临床症状联合使用2种。中药注射剂可与中药汤剂联合使用。

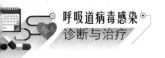
6. **内闭外脱证** 呼吸困难、动辄气喘或需要机械通气,伴神昏,烦躁,汗出肢冷,舌质紫暗,苔厚腻或燥,脉浮大无根。常用四逆汤合参附龙骨牡蛎救逆汤加减:黑顺片(先煎)、炙甘草、干姜、人参、山萸萸、煅龙骨、煅牡蛎等,送服苏合香丸。推荐中成药:血必净注射液、热毒宁注射液、痰热清注射液、醒脑静注射液、参附注射液、生脉注射液、参麦注射液。功效相近的药物根据个体情况可选择一种,也可根据临床症状联合使用两种。中药注射剂可与中药汤剂联合使用。

7. **气阴两虚证** 乏力,气短,口干,口渴,心悸,汗多,纳差,低热或不热,干咳少痰。舌干少津,脉细或虚无力。常用沙参麦冬汤合竹叶石膏汤加减:南北沙参、西洋参、麦冬、五味子、生石膏(先煎)、淡竹叶、桑叶、芦根、生甘草。服法:每日1剂,水煎400 ml,分2次服用,早晚各1次。

8. **肺脾气虚证** 气短,倦怠乏力,纳差呕恶,痞满,大便无力,便溏不爽。舌淡胖,苔白腻。常用参苓白术散加减:党参、炒白术、陈皮、法半夏、山药、砂仁、薏米仁、炙黄芪、茯苓、藿香、甘草。服法:每日1剂,水煎400 ml,分2次服用,早晚各1次。

常用治疗呼吸道病毒的中成药有哪些

由于中医药的自身特点,其抗病毒机理与西药有很大不同,有直接抗病毒的,也有通过增强自身正气而达到抗病毒的。临床常见的直接祛邪的有金花清感颗粒、连花清瘟胶囊(颗粒)、疏风解毒胶囊(颗粒)、蒲地蓝口服液、清开灵胶囊、双黄连口服液、板蓝根冲剂、血必净注射液、喜炎平注射液、热毒宁注射液、痰热清注射液、醒脑静注射液、清开灵注射液、鱼腥草注射液;通过增强自身正气而达到抗病毒的有参附注射液、生脉注射液、参麦注射液等。

常用治疗呼吸道病毒的中草药饮片有哪些

一般认为清热解毒类的中药有广泛的抗炎、抗病毒活性。常用的中药有大青叶、金银花、黄苏、连翘、板蓝根、贯众、紫草、甘草、菊花、桑叶、黄芩、刀豆、穿心莲、升麻、柴胡、含羞草、牛蒡子、鱼腥草、紫花地丁、黄芪、香薷、苍术、荆芥、薄荷、紫苏等。

(都勇、马赞颂)

预防篇

如何预防感冒

感冒是自限性疾病,即便不予以治疗,也是会痊愈的。然而,我们还是建议患者养成健康的生活方式,尤其是在患病期间,鼓励多休息、充足睡眠、补充水分、清淡饮食、戒烟戒酒、适当锻炼、保持个人卫生等。

如何预防季节性流感

由于流感与普通感冒无论在病原学、临床表现,还是传染力、对人体危害均有不同。所以在上面的基础上,预防流感需要特别注意以下方面:

季节性流感在人与人间传播能力很强,为了保护自己,保护他人,一定要做好预防。如果不幸患上流感,应该居家休息,避免接触他人,咳嗽、打喷嚏时应使用纸巾捂住口鼻,避免飞沫传播,并及时洗手,避免脏手接触口、鼻、眼,也不要随便乱摸门把、钥匙等,以免病毒留在上面,造成传播。如果单位、学校有流感暴发,也同样要做到保持手卫生,脏手不要接触口、鼻、眼,咳嗽、打喷嚏时也要纸巾捂住口鼻。

如何预防禽流感

　　最重要的就是不要接触活禽,也不要接触死禽。对于禽类工作者来说,一定要做好个人防护,戴好手套、口罩,穿工作服,接触禽类后彻底清洁双手。同时,避免家禽和外来禽类混养。另外,要知道鸡、鸭和其他禽类是可以吃的,但是一定要安全地吃。首先,不要购买活禽食用或者回家中饲养后再食用,要选择购买冷鲜、冰鲜禽类产品,另外食物要烧熟烧透后食用。鸡蛋、鸭蛋也是可以吃的,但是不能生吃。另外,保持健康的生活方式,增强免疫力,勤洗手,保持手卫生,保持室内通风的状态,这些都是预防禽流感有效的措施。

如何预防新型冠状病毒

　　1. **主动报备信息**　如您或您的家人从境外及国内疫情重点地区返回,请提前联系所在地社区(村),主动报备个人信息,如有关部门工作人员向您了解情况,请如实告知,并积极配合做好核酸检测、健康管理等工作。

　　2. **践行健康生活方式**　勤洗手,常通风,戴口罩,保持"一米线"社交距离,注意合理膳食,保持乐观心态,保证充足睡眠,适量体育锻炼,提高免疫力,预防呼吸道传染病。

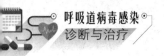
3. **加强自我防护**　前往商场、超市、农贸市场、娱乐场所等人员密集场所,乘坐地铁、公交、出租车(网约车)等公共交通工具及电梯时,请提高防范意识,全程佩戴口罩。除外,倡导无接触收快递,对收到的邮件包裹先进行表面消毒处理等。

4. **减少人员聚集**　线上拜年,见屏如面也是一种时尚,家庭私人聚会聚餐时,请控制在 10 人以下,老年人、慢性病患者、孕妇、儿童及有流感症状人群尽量不参加。婚丧嫁娶,能简办就简办,尽量少摆酒席,避免人群聚集。

5. **减少非必要出行**　节日期间尽量就地过节,避免前往境外或国内疫情重点地区,如确需远行,请提前了解目的地疫情风险等级和防疫要求,主动做好行程记录,并全程做好个人防护。

6. **安全食用冷冻冰鲜食品**　请到正规市场选购,购买进口冷冻食品时请主动查看入境货物检验检疫、检测消毒证明是否齐全,并尽量避免直接接触,加工时请戴手套,生熟分开,避免生食。

7. **主动做好健康监测**　您或您的家人一旦出现发热、干咳、乏力等症状,请立即到就近的发热门诊就医,并主动告知活动轨迹及接触史。就医途中全程佩戴口罩,避免乘坐公共交通工具。

8. **保护隐私,拒传谣言**　文明上网,理性发言,不随意散播他人隐私,不信谣、不传谣,关注权威渠道发布的相关信息。

在家中如何做到避免呼吸道病毒的感染

① 增强卫生健康意识,勤洗手,保证充足睡眠,不熬夜,提高

自身的免疫力、抵抗力。

② 居室多通风换气,并保持整洁卫生,勤开窗,被褥定期晾晒。

③ 室内保持良好的湿度,可使用空气加湿器,增加室内湿度,尽量不要在室内养任何东西,尤其是鸟类和各种植物。

④ 密切关注发热及咳嗽症状,一旦出现上述症状,一定要及时就医。

为何要注意充分休息

人的休息和睡眠状况会直接影响抵抗力水平,所以任何活动都应适度而为,保持充足的睡眠,尽量不要熬夜,感到身体疲劳时要及时安排休息,保持精力充沛,才有能力抵御外邪。

如何注意防寒保暖

冷暖交替比较频繁的时候,人体由于无法适应剧烈的冷暖变化,抵抗力就会下降,易于受到流感病毒的侵袭,因此人们需要根据气温的变化适时增减衣服,早春季节早晚都比较寒冷,更要特别注意,如早晚适当添加衣服,夜间睡眠时换厚被等。睡眠时室内温度在 18～22 ℃为宜。另外,阳光既有助于室内保暖,又有利于杀菌消毒,应充分利用,保证室内接受日光充分照射。

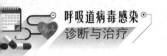

如何注意空气流通

　　流感病毒是通过空气传播的病毒,尤其在密闭的环境中更容易传播,所以我们要经常开窗通风,注意保持室内空气流通,从而降低房间内病毒的浓度,减少人与病毒接触的机会,平时的活动场所尽量选择露天或者空气流通的地方,避免到密闭的环境中逗留或去人员密集的公共场合。在露天或是空气流通的地方,即使周围有流感患者,空气中的病毒也会随风飘散并且阳光中的紫外线也有很好的杀灭病毒的作用。相对来说,密闭的环境中病毒更容易传播,所以流感病毒期间应尽量少乘坐飞机、空调火车或是空调大巴,少去有中央空调的酒店或商场。人多拥挤的地方空气浑浊,空气中病毒存在的概率大、浓度高,所以为了安全起见,最好不要到这类地方去。

如何注意个人卫生

　　个人卫生在预防流感的过程中也起着关键的作用。流感病毒很容易通过手部接触表面沾有病毒的物品后再接触口鼻而感染,约一半的流感发病就是通过手部接触患病的,所以勤洗手保持手部的卫生十分重要。平时还应尽量避免用手接触眼睛、口、鼻等。另外,洗手时不要简单地在水龙头下面冲一冲,而要用肥皂认真清洗,时间也要尽可能长一些。再有,外出时注意戴口罩,虽说戴口罩不能起到完全阻隔病毒的作用,但就目前来说是减少被传染的最好办法之一,至少可以少吸入一些空气中飘散的病毒。

为什么外出回家要洗手)

因为外出后我们的每只手上就可能沾染上 40 多万个微生物,包括了各种致病细菌、真菌、支原体、衣原体和病毒等。许多非常常见的传染病,如急性腹泻、普通感冒、流行性感冒、肺炎、寄生虫病、皮肤感染、皮肤癣症、沙眼、结膜炎等,都可以经污染的手接触口、鼻和眼睛而感染的。很多朋友都知道"病从口入"的道理,其实很多情况下应该是"病从手入"的。

什么是正确的呼吸卫生和咳嗽礼仪)

呼吸卫生、咳嗽礼仪的基本要素包括:

① 医务人员应认识到控制呼吸道分泌物的重要性。在接诊患有呼吸道感染综合征的患者时,应戴口罩。

② 患者咳嗽或打喷嚏时要用纸巾遮掩口鼻,并立即丢弃用过的纸巾,或者应用臂弯遮掩口鼻;当患者能耐受时,可佩戴外科口罩。

③ 接触呼吸道分泌物后实施手卫生。

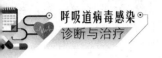

④ 进行手卫生宣教。提供位置便利的速干手消毒剂,提供卫生纸和免触碰开启的垃圾桶。

⑤ 鼓励有呼吸道感染征象的人员在候诊区内,并与其他人员保持 1 米以上的空间距离。

如果出现发热,什么是正确的处理方式

发热是一种常见的临床症状。如果体温超过 37.3 ℃,肛门测得的温度超过 38 ℃,则称为发热。

① 当患者发热时,应该让患者留在通风良好的地方。如果患者体温不超过 39 ℃,患者应脱去保暖衣物,穿着凉爽。定期监测患者的体温,每 1~2 小时测量一次。

② 冷敷是减轻发热有效的方法。使用干净柔软的棉毛巾,浸入一盆温水中,轻轻挤压,擦拭全身,尤其是腋窝、腹股沟等位置,等待蒸发,然后继续,直至体温降至 38 ℃以下。

③ 患者应在以下情况下被送往医院:高热>39 ℃的患者在使用退热和物理方法联合治疗时不会降低体温;儿童≥41 ℃时应特别注意异常症状,如:烦躁,不玩耍,发热,癫痫发作,抽搐,呼吸急促,呼吸困难,腹泻;患者发热超过 2 天的情况下应去医院。

什么是手卫生

手卫生(hand hygiene)为洗手、卫生手消毒和外科手消毒的

总称。其中洗手是指医务人员用肥皂或者皂液和流动水洗手，去除手部皮肤污垢、碎屑和部分致病菌的过程。为达到普通洗手卫生的最清洁度，洗手时间最好不要少于 20 秒。此时间与唱两遍生日歌大致相同，可以以此为标准来计时。卫生手消毒是指医务人员使用速干手消毒剂揉搓双手，以减少手部暂居菌的过程。外科手消毒是指医务人员在外科手术前用肥皂(液)或抗菌皂(液)和流动水洗手，再用手消毒剂清除或杀灭手部暂居菌、常居菌的过程。

如何正确洗手

正确洗手六步法：

第一步：双手手心相互搓洗(双手合十搓五下)。

第二步：双手交叉搓洗手指缝(手心对手背，双手交叉相叠，左右手交换各搓洗五下)。

第三步：手心对手心搓洗手指缝(手心相对十指交错，搓洗五下)。

第四步：指尖搓洗手心，左右手相同(指尖放于手心相互搓洗搓五下)。

第五步：一只手握住另一只手的拇指搓洗，左右手相同搓五下。

第六步：弯曲手指使关节在另一手掌心旋转揉搓，交换进行各搓五下。

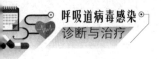
为何要佩戴口罩

　　口罩是一种卫生用品,一般指戴在口鼻部位用于过滤进入口鼻的空气,以达到阻挡有害的气体、气味、飞沫进出佩戴者口鼻的用具,以纱布或纸等制成。

　　口罩对进入肺部的空气有一定的过滤作用,在呼吸道传染病流行时,在粉尘等污染的环境中作业时,戴口罩具有非常好的作用。

什么情况下需要佩戴口罩

　　① 公共交通司机、出租车司机、环卫工人、公共场所服务人员等在岗执勤人员,需佩戴口罩;

　　② 在人员密度较大的办公场所、公共场所乘坐公共交通的人员,一般情况下建议佩戴口罩;

　　③ 到医疗机构就医时,建议佩戴口罩。

什么情况下可以不用佩戴口罩

　　戴口罩要讲究科学、符合实际,不是时时需要戴,不是处处

需要戴,不是人人需要戴。在以下情况不需要佩戴口罩:

① 在个人独处,没有与其他人员进行密切接触时可以不佩戴口罩;

② 在室外较为空旷的地区(运动场、田野、郊区、露天等)工作或活动,可以不佩戴口罩;

③ 普通居家环境、人员固定的普通办公室,建议常开窗通风,可以不佩戴口罩。

口罩的分类有哪些

1. 普通医用口罩

普通医用口罩执行医药行业推荐标准 YY/T0969《一次性使用医用口罩》,一般应用于普通的医疗环境中,防护等级最低。这一类型的口罩,不能有效阻挡病原体通过呼吸道入侵,也不能对颗粒及细菌病毒起有效的防护作用。不过若无更高级别的防护口罩,也可以先戴上。

2. 医用外科口罩

医用外科口罩执行医药行业强制标准 YY0469《医用外科口罩技术要求》,一般应用于有体液、血液飞溅的环境里,如医院手术室,防护等级中等。这一类型的口罩,可以有效地阻隔大部分细菌和部分病毒,细菌过滤效率≥95%,非油性颗粒过滤效率≥30%。

3. 医用防护口罩

医用防护口罩执行国家强制标准 GB19083《医用防护口罩

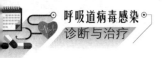
技术要求》,适用于医务人员和相关工作人员对经空气传播的呼吸道传染病的防护,防护等级高。这一类型的口罩可以阻止大部分细菌、病毒等病原体,非油性颗粒过滤效率≥95%。

什么是 KN95 和 N95 口罩

其实,KN95/N95 并不是特定的产品名称。KN95 是中国标准 GB2626《呼吸防护用品——自吸过滤式防颗粒物呼吸器》中规定的级别之一。N95 由美国 NIOSH 认证,是美国标准 42 CFR 84 中规定的级别之一。这 2 个级别的技术要求、测试方法等基本一致,只是分属于不同国家的标准。KN95/N95 型口罩非油性颗粒过滤效率≥95%,医用防护口罩通常符合此标准。

我们该选择什么样的口罩,
是不是一定要 N95 口罩

用于一般防护,一次性医用口罩或普通生活口罩均可选择,在尽量与人保持距离的情况下,都能起到一定的保护作用。而只有在以下情况下,建议佩戴专业医用防护口罩(N95 等):

① 从事病原体样本检测的实验室技术人员;

② 开展流行病学调查的技术人员,针对感染者或者可疑感染者进行流行病学调查时;

③ 直接接触感染者或者可疑感染者的医护人员；

④ 条件适合的住院和被转运的患者。

口罩应该如何佩戴使用 ◯——

佩戴口罩前，以及脱下口罩前后都必须洗手。佩戴外科口罩要注意以下几点：

① 要让口罩紧贴面部：

② 口罩有颜色的一面向外，有金属片的一边向上；

③ 系紧固定口罩的绳子，或把口罩的橡皮筋绕在耳朵上，使口罩紧贴面部；

④ 口罩应完全覆盖口鼻和下巴；

⑤ 把口罩上的金属片沿鼻梁两侧按紧，使口罩紧贴面部。

⑥ 佩戴口罩后，避免触摸口罩，以防降低保护作用。若必须触摸口罩，在触摸前后都要彻底洗手。

⑦ 脱下口罩时，应尽量避免触摸口罩向外部分，因为这部分可能已沾染病菌。

⑧ 脱下口罩后，放入胶带或纸袋内包好，再放入有盖的垃圾桶内弃置。

⑨ 口罩应最少每天更换，口罩如有破损或弄污，应立即更换。而现实中，有些人便把口罩内外交替戴，也有人将口罩摘下来后又戴上，其实这些方法都不对。口罩外层沾染的污物在直接贴近人体时会被吸入人体，从而让人感染疾病。如果是在医院等高危场

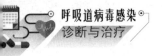
所,无论使用时间长短,口罩一旦拿下来就不要再使用。

口罩可以长期一直佩戴吗

从人的生理结构来看,由于人的鼻腔黏膜血液循环非常旺盛,鼻腔里的通道又很曲折,并且鼻毛构成一道过滤的"屏障"。当空气吸入鼻孔时,气流在曲折的通道中形成一股旋涡,使吸入鼻腔的气流得到加温。有人测试表明,在将−7 ℃的冷空气经鼻腔吸入肺部时,其气流已被加温至28.8 ℃,这就非常接近于人体的温度。如果长期戴口罩,会使鼻黏膜变得脆弱,失去了鼻腔的原有生理功能,故不能长期戴口罩。口罩只能在特殊的环境中戴用,例如在人多、空气不流通的地方。当然,在野外行走,为抵御风沙和寒冷,或在有空气污染的环境中活动,是需要戴上口罩的,但时间不宜过长。此外,在流感流行季节,去可能存在大量病原菌的公共场所,也该戴上口罩。戴口罩只是预防呼吸道传染病的方法之一,最重要的是保持良好的生活习惯。

口罩的有效时间是多长

对于未开封的口罩有效期,一般通常情况下是两到三年时间,所以在选购口罩的时候一定要注意生产日期和有效期,以免出现过期的现象,而且要仔细查看口罩表面是否整洁均匀,有无破损和污渍。总而言之,未开封的口罩是有保质期的,它的有效期一般是 2～3 年时间。也就是说,当口罩保存在原始包装中,并且储存环境温度在 -20～30 ℃,相对湿度不超过 80% 时,口罩的保存期限为自生产之日起 2～3 年,所以口罩一定要在有效期内使用,如果过期的话最好不要使用,而且口罩寿命的长短,其实是决定于面料材质、技术、用户使用习惯等多方面的。因为口罩直接与面部、嘴部接触,所以其透气性、柔肤性、伸缩性和耐久性是决定口罩使用时长的主要因素。

口罩在太阳下晒能消毒吗

口罩放太阳下晒不能起到很好的消毒作用。这是因为《新型冠状病毒感染的肺炎诊疗方案(试行第四版)》,提出了杀死病毒的几种方法:"56 ℃,30 分钟"可有效灭活病毒,75% 的乙醇能有效灭活病毒,病毒对紫外线敏感等。而太阳的照射温度不能达到 56 ℃,且日照紫外线的强度达不到紫外线灯的强度。而口罩消毒需要持续时间为 30 分钟(56 ℃),紫外灯照射 60 分钟,且条件要同时满足才行,在外界普通环境这是很难实现的。

口罩可以重复使用吗

对于普通老百姓来说,对于"低风险类别暴露人员"来说,口

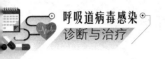
罩完全可以"反复多次使用";当然使用口罩要注意细节,佩戴口罩之前要严格清洗双手,佩戴口罩的过程中请不要接触到口罩的内外表面;当口罩已经出现明显的脏污,或者口罩出现损坏或变形,以及口罩已经有明显异味的时候,请及时更换口罩,降低感染风险。

网上有很多人传言"口罩可以清洗",这完全是一则谣言。使用口罩最好是不要清洗,常见的医用防护口罩和一次性医用外科口罩,最关键的是"面部贴合度"和"过滤效率"。清洗或者消毒本身会损害到口罩的材质,导致口罩出现变形、变松以及部件老化等问题,因此就会影响到口罩的过滤效率,损害过滤层,影响口罩的"使用效果"。

口罩不够用怎么办

原则上讲,医用外科口罩不能进行清洗、加热或消毒处理。清洗和消毒的方法通常会造成口罩变形或者破坏过滤网,导致口罩的防护性能降低。N95 防护口罩也是如此。对于 N95 口罩的使用,美国疾控中心发布了一个文件,指出在特殊情况下(比如口罩供应不足等),可以在严格规范下"延长使用期限"以及"有限重复使用"。"延长使用期限"是指延长口罩的使用时间,每次佩戴后不取下来,去接触不同的患者;"有限重复使用"是指在满足一定的条件下,可以重复使用一定次数。如果厂家明确说明了可以重复使用的次数,就以厂家说的为准;如果厂家没有说明,在口罩紧缺的情况下,如果无发热或卡他症状(流涕、打喷嚏、鼻塞等),可以重复使用,但是也要注意重复次数不得超过 5 次。

为什么要保持社交距离

根据世界卫生组织(WHO)的说法,因为感染了流感病毒等呼吸道疾病者一旦咳嗽或打喷嚏时,会从他们的鼻子或嘴里溅出含病毒的飞沫,如果离得太近,就可能会吸入病毒。人与人之间的流感病毒传染是通过呼吸道飞沫传播,患者咳嗽、打喷嚏,很容易便把病毒传染给身边的人,因为两人之间的互动距离,通常都在 2 米之内。同时,病毒在桌面、门把等物体表面,可以存活数小时甚至数天之久,保持社交距离、避免群聚,是秋冬季预防呼吸道传染病非常重要的防疫之道。

社交距离是根据世界卫生组织定义,社交距离是与他人保持至少 1 米以上的距离,尤其是面对咳嗽、打喷嚏和发热的人,保持距离可以让自己更安全。

保持社交距离有别于强制检疫隔离或自我隔离,控制病毒散布,保持社交距离则是一种控制手段,透过减少人际接触,达到减少病毒对社会的冲击。

保持社交距离确实无法完全阻止病毒散播,但它被证明能大幅度减低疫情传播的速度。通过保持社交距离,减缓疫情暴发的速度,争取多一分时间,医疗机构就有多一分人力物力全力救治感染的病患。

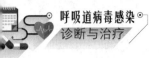

流感疫苗是怎么来的

　　全球对流感有一个专门的监测网络,科学家通过收集每年正在流行的流感病毒类型,对未来可能流行的流感类型进行推测,以保证这一株病毒作为疫苗使用。流感疫苗是由科学家根据监测的流感病毒,依据一定科学算法,推算出来的,不能保证百分之百正确。现在科学家正在研究的方向是研发更为广谱型的流感疫苗,也就是说只需要接种 1 次疫苗可以获得对多种流感病毒的抵抗力。

流感疫苗有哪些

　　目前国际上已经上市的流感疫苗有灭活流感疫苗(inactivated influenza vaccine, IIV)、流感减毒活疫苗(1ive attenuated influenza vaccine, LAIV)和重组疫苗(recombinant influenza vaccines, RIV)。

　　灭活流感疫苗包括三价(IIV3)和四价(IIV4)2 种类型,三价组分含有甲型 H3N2、H1N1 亚型与乙型毒株的一个系,四价组分含有甲型 H3N2、H1N1 亚型和乙型 Victoria 系、Yamagata 系。近年来,国外上市了皮内接种的 IIV、高剂量 IIV、佐剂疫苗等。我国批准上市的为 IIV3 和 IIV4,包括裂解疫苗和亚单位疫苗。

三价疫苗和四价疫苗均可对流感感染起预防作用,没有优先推荐,可自愿接种任一种流感疫苗。

流感疫苗的保护效力如何

　　中国疾控中心最新发布的《中国流感疫苗预防接种技术指南(2020—2021)》指出,每年接种流感疫苗是预防流感最有效的手段,可以显著降低接种者罹患流感和发生严重并发症的风险。

　　国内外多项研究证实,无论是对健康成人,抑或是对孕妇、儿童、老年人、慢性基础性疾病患者、医务人员等特殊人员,流感疫苗均有保护作用。

　　相关研究表明,1～15 岁儿童接种流感疫苗的保护效力为77%～91%;65 岁以下成人接种流感疫苗可减少 87%流感相关的住院;60 岁以上老人接种流感疫苗后,保护流感相关呼吸道疾病的效力为 58%;老年人接种流感疫苗,可减少 27%～70%流感和肺炎相关的住院。

　　我国在 2018～2019 年度开始供应四价流感裂解疫苗,根据其说明书,接种四价流感裂解疫苗后,甲型 H1N1、H3N2 亚型和乙型 Yamagata、Victoria 系的血凝素抗体阳转率分别为78.5%、53.3%、78.3%和 62.9%,血清抗体保护率分别为 87.7%、98.7%、93.6%和 77.2%。指标均达到欧盟药品评价局和美国食品药品管理局的标准,提示该疫苗具有较好的免疫原性,也就是说保护不患流感的效果很不错。

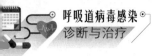
　　截至 2015 年,全球>40%的国家和地区将儿童和(或)老年人等高危人群的流感疫苗接种纳入国家免疫规划,欧美等发达国家及部分发展中国家的流感疫苗接种率甚至达到 60%～70%,老年人和医务人员可高达 90%以上。

流感疫苗为什么需要每年注射

　　因为每年流行的流感毒株是不一样的,所以每年的疫苗成分也不一样,同时流感疫苗抗体在体内一般维持 6～8 个月,而且人体对感染流感病毒或接种流感疫苗后获得的免疫力会随时间衰减。因此,每年都需要接种当年度的流感疫苗。

流感疫苗什么时候接种最好

　　一般流感疫苗是由死病毒或降低活性的病毒组成的。当疫苗被注入人体后,人体会产生相应的抗体来保护我们,产生足够的抗体一般需要 2～4 周,所以尽早接种流感疫苗非常有必要。

　　冬、春季是每年的流感流行季节,所以一般都是每年选择 9、10 月接种,《中国流感疫苗预防接种技术指南(2020—2021)》建议:最好在 10 月底之前完成接种。考虑到国内流行病学、流感疫苗供应等情况,无论是在流感季节前还是流感季节期间,只要有机会都应该进行疫苗接种。

哪些人群需要接种流感疫苗 ⊃

建议所有≥6月龄(出生后180天)的人每年接种流感疫苗,除非有禁忌证。

《中国流感疫苗预防接种技术指南(2020—2021)》版推荐以下人群优先接种,主要有:医务人员,包括临床救治人员、公共卫生人员、卫生检疫人员等;养老机构、长期护理机构、福利院等人群聚集场所脆弱人群及员工;重点场所人群,如托幼机构、中小学校的教师和学生,监所机构的在押人员及工作人员等;其他流感高风险人群,包括60岁及以上的居家老年人、6月龄~5岁儿童、慢性病患者、6月龄以下婴儿的家庭成员和看护人员以及孕妇或准备在流感季节怀孕的女性等。

流感疫苗有哪些不良反应 ⊃

不良反应仅出现在个别人身上,可能会有注射部位局部红肿、疼痛或中低度发热,一般不需特殊处理,可自行缓解。主要不良反应有:

1. **接种部位的红肿**　接种疫苗之后,最为常见的不良反应就是接种部位有发红和红肿疼痛感,这些症状最多可延续3天,一般不需要进一步的治疗,如果3天后还没有得到缓解的话,可

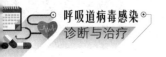
到医院进行诊断。

2. **发热** 特殊体质的人群在接种流感疫苗之后会有发热的现象,但是一般是低热,温度不会超过 38 ℃,使用物理降温方式就可以。但是如果体温持续性过高的话,很有可能和其他的疾病偶合,因为流感疫苗接种 15 天之后才能有抗体作用,所以在 15 天之内,仍然有可能会患上感冒和流感的概率,高热人群要及时到医院诊断。

3. **腋窝淋巴结肿胀** 腋窝的淋巴结肿胀现象是一种常见的病毒反应,一般 3 天后是可以自行消退的,多喝水就可以了,但是如果持续时间较长,而且痛感持续加大的话,要及时到医院咨询。

4. **皮肤过敏现象** 有些比较容易过敏的人群来说,接种流感疫苗之后会出现过敏性紫癜和皮疹等皮肤症状,这些症状一般是比较少见的,但是一旦出现时却是非常严重的,所以过敏之后一定要及时到医院看医生。

流感疫苗的禁忌证有哪些

① 对鸡蛋或疫苗中任何其他成分(包括辅料、庆大霉素、甲醛、卡那霉素、裂解剂、赋形剂等),特别是对卵清蛋白过敏者。

② 患急性疾病、严重慢性病的急性发作期和发热者。

③ 未控制的癫痫和其他进行性神经系统疾病,有吉兰巴雷综合征病史者。

④ 患有高热性疾病或急性感染时,建议症状消退至少 2 周后接种疫苗。

⑤ 注射后出现任何神经系统反应,禁止再次使用。

⑥ 家族和个人有惊厥史者,患有慢性疾病者、有癫痫史者、过敏体质者。

流感疫苗注射之后能预防普通感冒吗

流感是由流感病毒引发的急性呼吸道传染病,而普通感冒可能由多达 200 种不同病原体引起,包括病毒、细菌等,更多的症状是鼻塞、流鼻涕、咽痛和严重咳嗽,一般不会发生严重并发症,也不会引起大流行。所以,流感是一种比普通感冒严重得多的急性呼吸道传染病,所以才需要特别加以预防。

而流感疫苗是针对流感病毒某一种分型而采取的预防措施,其主要作用是促使机体产生针对这一分型病毒的抗体。这种特殊抗体对普通细菌及其他分型的流感病毒是无任何抵抗作用的。因此,注射了流感疫苗就不会得感冒了,这种说法是不正确也是不科学的。

接种流感疫苗后要注意什么

接种流感疫苗以后,注意接种的部位要保持清洁、干燥和卫

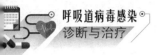

生,避免碰水,以免出现伤口感染的情况。接种完流感疫苗以后,可能会出现一些不良反应,比如出现接种部位疼痛,或者是全身发热、乏力等症状,一般的都是正常的现象,不需要特殊的处理,可以适当地多喝一些水。同时,饮食应以清淡、易消化食物为主,忌吃辛辣、生冷的食物,如辣椒、葱、姜、蒜、凉糕等。

有慢阻肺、糖尿病、高血压等慢性疾病的人,可以接种流感疫苗吗

慢阻肺、糖尿病、高血压等慢性疾病患者抵抗力低下,是流感的易感人群,只要病情处于稳定期,是可以接种流感疫苗的。同时,以上人群还是流感疫苗优先接种人群,应尽早接种流感疫苗,还要避免感冒、呼吸道感染。

流感疫苗可以和其他疫苗同时接种吗

灭活流感疫苗与其他灭活疫苗及减毒活疫苗如肺炎球菌疫苗、带状疱疹减毒活疫苗、水痘疫苗、麻腮风疫苗、百白破疫苗可同时在不同部位接种。但在接种流感减毒活疫苗后,必须间隔28天以上才可接种其他减毒活疫苗。

65岁以上老年人可同时接种流感疫苗和肺炎球菌疫苗。

注意:如正在或近期曾使用过任何其他疫苗或药物,包括非

处方药,请在接种前告知接种医生。为避免可能的药物间相互作用,任何正在进行的治疗均应咨询医生。

流感疫苗可以预防新型冠状病毒肺炎(COVID-19)吗

不能。但是新型冠状病毒肺炎流行期接种流感疫苗特别重要,不但可以降低患流感的风险,还有助于在疫情时节省稀缺的医疗资源。

新冠病毒疫苗有必要接种吗

有必要。我国几乎所有人都没有针对新型冠状病毒的免疫力,对新冠病毒是易感的,感染发病后,有的人还会发展为危重症,甚至造成死亡。接种疫苗后,一方面,绝大部分人可以获得免疫力;另一方面,通过有序接种新冠病毒疫苗,可在人群中逐步建立起免疫屏障,阻断新型冠状病毒肺炎的流行。

接种新冠病毒疫苗后不用再戴口罩吗

在人群免疫屏障没有建立起来之前,即使部分人群接种了

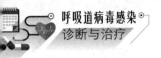
疫苗,大家的防控意识和防控措施也不能放松。疫苗免疫成功率不是100%,在流行期间还会有较少部分已接种的人可能发病。在没有形成免疫屏障的情况下,新冠病毒依然容易传播。因此,要防止新型冠状病毒肺炎疫情反弹,接种疫苗后还是应该继续佩戴口罩,特别是在公共场所、人员密集的场所等,其他防护措施如手卫生、通风、保持社交距离等,也需要继续保持。

如何通过接种疫苗在人群中形成群体免疫

不同传染病的传染力不一样,阻断传染病流行的人群免疫力水平也不一样。一般而言,传染病的传染力越强,则需要越高的人群免疫力。

人群免疫力跟疫苗保护效力和疫苗的接种率呈正比。因此,要达到足够的人群免疫力,需要有足够高的接种率,也就是绝大多数人都接种疫苗。反之,如果不接种的人比较多或大多数人不愿去接种,就形成不了牢固的免疫屏障,有传染源存在时,容易出现疾病的传播。

新冠病毒疫苗在人体内是如何发挥作用的

接种疫苗后,人体会产生保护性抗体,有的疫苗还会让人体产生细胞免疫,形成相应的免疫记忆。这样,人体就有了对抗疾病的免疫力。一旦有新冠病毒侵入人体,疫苗产生的抗体、细胞免疫释放的细胞因子就能识别、中和或杀灭病毒,而免疫记忆也很快调动免疫系统发挥作用,让病毒无法在体内持续增殖,从而达到预防疾病的目的。

接种疫苗后,多久才能产生抵抗新冠病毒的抗体

根据前期新冠病毒灭活疫苗临床试验研究,接种第二剂次灭活疫苗大约两周后,接种人群可以产生较好的免疫效果。

新冠病毒发生变异后,接种新冠病毒疫苗还有作用吗

病毒是最简单的生物之一,它的增殖要依靠活的细胞。在增殖过程中,病毒会发生变异。从全球对新冠病毒变异的监测情况看,目前尚无证据证明病毒变异会使现有的新冠病毒疫苗失效。不过,世界卫生组织、各国研究机构、疫苗生产企业等都在密切关注新冠病毒变异情况,也在开展相关研究,这将为后续疫苗的研发及应用提供预警和科学分析依据。

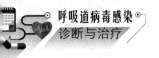

哪些人群推荐接种新冠病毒疫苗

国务院联防联控机制新闻发布会通报,在冬春季到来之际,对部分重点人群开展新冠病毒疫苗接种工作,对疫情防控具有重要意义。疫苗接种将分两步实施:第一步主要针对部分重点人群,包括从事进口冷链、口岸检疫、船舶引航、航空空勤、生鲜市场、公共交通、医疗疾控等感染风险比较高的工作人员,以及前往中高风险国家或者地区工作或者学习的人员,尽力缓解输入性疫情防控的压力,降低本土病例发生和国内疫情暴发的风险;第二步随着疫苗获批上市,或疫苗产量逐步提高,将会有更多的疫苗投入使用,通过有序开展预防接种,符合条件的群众都能实现应接尽接,逐步构筑起人群的免疫屏障,来阻断新冠病毒疫苗在国内的传播。

正常健康人群,均属于可以接种人群。

哪些人群需暂缓接种

① 目前正患有急性发热性疾病者。

② 目前有腹泻、腹痛等消化系统疾病者。

③ 目前处于感冒状态,尽管没有发热,但有流涕、鼻塞、咳嗽等临床表现者。

④ 患有哮喘等呼吸道疾病者。如处在哮喘的急性发作期（如出现喘息、咳嗽、气促、胸闷等症状），尤其是口服或静脉使用糖皮质激素，须暂缓接种；如处于哮喘的缓解期、平稳期，健康状况较好，没有明显症状，可以正常接种。

⑤ 甲胎蛋白高、氨基转移酶也偏高，建议去医院就诊，首先要明确相应指标升高的原因。

⑥ 近期接种过 HPV 疫苗、狂犬疫苗、带状疱疹疫苗、破伤风疫苗等疫苗的人群，都要间隔至少 14 天。过了这个期限就可以预约接种疫苗了。

⑦ 正处于哺乳期或孕期女性。

⑧ 肺部有多发性结节者。肺部多发性结节多见于既往的、慢性的肺部感染。如有胸闷、胸痛等疾病症状，建议暂缓接种；如无明显疾病症状，可以正常接种。

目前不建议接种疫苗人群有哪些

① 初次接种新冠病毒疫苗出现过敏者。

② 新冠病毒核酸、抗体检测阳性者以及新冠病毒既往感染者。

③ 患有精神病者。

④ 患有未控制的癫痫疾病者。

⑤ 患有格林巴利综合征病史者。

⑥ 处于活动期的乙肝患者，或者已出现严重的肝功能障碍者。

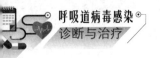
⑦ 正在接受免疫抑制剂或者有免疫功能缺陷(如艾滋病)、确诊患有白血病、淋巴瘤等疾病的患者。在疫苗的说明书中,对于正在接受免疫抑制剂治疗或者有免疫功能缺陷的患者,属于慎重接种人群。

⑧ 患有系统性红斑狼疮者。

⑨ 有冠心病史,曾经心梗,且心脏装过多支支架者。

⑩ 患有血小板减少症、出血性疾病患者。

对于有接种新冠病毒疫苗意向的受种者,在到达接种现场时,应及时告知自身的健康状况、所患疾病情况以及以往接种其他疫苗时出现过的情况,以便现场预检人员及时作出正确的评估,明确是否可以接种新型冠状病毒肺炎疫苗。

为什么曾经感染过新冠病毒者不建议接种新冠病毒疫苗

对于多数传染病,在感染病原体后,人体都会产生一定的免疫力,这部分人群通常不属于疫苗接种对象,如患天花、麻疹、风疹、水痘等疾病后不再属于疫苗接种对象。目前,虽然有感染过新冠病毒者发生二次感染的报道,但该问题尚属于个案并未普遍出现,仍有待后续更多研究才能得出结论。对于接种前已知的新型冠状病毒肺炎确诊病例、无症状感染者,目前暂不建议接种新冠病毒疫苗;对于没有明确感染新冠病毒或患过新冠病毒肺炎,符合接种条件者均可接种疫苗。

是否需要先检测有无抗体，再决定是否接种新冠病毒疫苗

人体中特定抗体的产生一般通过自然感染或者接种疫苗而获得。目前还不完全清楚抗体需要达到什么水平才可以起到预防新型冠状病毒肺炎的作用。建议只要没有明确感染新冠病毒或患过新冠病毒肺炎，凡符合接种条件者均可以接种疫苗，无须在接种疫苗前检测是否存在抗体。

新型冠状病毒肺炎疫苗有哪几种类型，我们国家使用的是哪种

1. **灭活疫苗**　即在体外培养新冠病毒，将其灭活后使之没有毒性，但能使免疫细胞记住病毒的样子，刺激人体产生抗体。

2. **腺病毒载体疫苗**　腺病毒载体疫苗是用经过改造后无害的腺病毒作为载体，装入新冠病毒的基因，使腺病毒表达出新冠病毒的抗原，刺激人体产生抗体，让人体产生免疫记忆。

3. **核酸疫苗**　核酸疫苗包括 mRNA 疫苗和 DNA 疫苗，是将基因、mRNA 或者 DNA 直接注入人体，刺激人体产生抗体。

4. **重组蛋白疫苗**　重组蛋白疫苗通过基因工程方法，大量生产新冠病毒最有可能作为抗原的 S 蛋白，把它注射到人体，刺

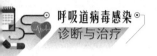

激人体产生抗体。

5.减毒流感病毒载体疫苗　减毒流感病毒载体疫苗是用已批准上市的减毒流感病毒疫苗作为载体,携带新冠病毒的 S 蛋白,共同刺激人体产生针对两种病毒的抗体,既能防流感又能防新冠病毒。

在这些疫苗种类中,我们国家目前使用的是灭活疫苗、腺病毒载体疫苗。

新冠病毒疫苗接种过程中需要注意些什么

在疫苗接种过程中,受种者应注意并配合做好以下事项:

接种前,应提前了解新冠病毒疾病、新冠病毒疫苗相关知识及接种流程。

接种时,需携带相关证件(身份证、护照等),并根据当地防控要求,做好个人防护,配合现场预防接种工作人员的询问,如实提供本人健康状况和接种禁忌等信息。

接种后,需留观 30 分钟;保持接种局部皮肤的清洁,避免用手搔抓接种部位;如发生疑似不良反应,应报告接种单位,需要时及时就医。

为什么接种完疫苗后要留观 30 分钟

接种疫苗后,可能有极少数人会出现急性过敏反应、晕厥等情况。严重危及生命安全的急性过敏反应多在接种后 30 分钟内发生。如发生急性过敏反应,可以在现场及时采取救治措施。晕厥也大多出现在接种后 30 分钟内,如接种后立即离开留观现场,可能会因晕厥给受种者造成意外伤害。因此,受种者在接种疫苗后需要在接种单位指定区域留观 30 分钟。

新冠病毒疫苗是否会像流感疫苗
一样需要每年接种

通常情况下,病原体、疫苗特性、受种者状况等因素会影响疫苗的预防接种效果。流感病毒变异比较快,流感疫苗保护效期较短,因此需要每年进行接种。现在新冠病毒虽然也发生了一定程度的变异,但根据 WHO 网站目前发布的信息,显示针对在英国和南非等国家出现的新冠病毒所发生的变异,没有证据表明现有的新冠病毒疫苗失效。新冠病毒疫苗是否会像流感疫苗一样每年接种,需要继续针对病毒变异对疫苗接种效果的影响和疫苗的保护持久性等方面开展研究。

接种新冠病毒疫苗会有哪些不良反应

一般接种后 24 小时内,注射部位可能出现疼痛、触痛、红肿和瘙痒,多数情况下于 2～3 天内自行消失。接种疫苗后可能出

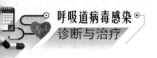
现一过性发热反应、疲劳乏力,短期内自行消失,不需处理。

罕见不良反应:接种部位出现严重红肿,可采取热敷等物理方式治疗。

重度发热反应:应采用物理方法及药物进行对症处理,以防高热惊厥。

极罕见不良反应:局部无菌性化脓、过敏性皮疹、过敏性紫癜、过敏性休克。

（施天昀、胡小英等）

日常保健篇

呼吸道病毒感染时,我们在饮食方面
应该注意些什么

① 不要食用已经患病的动物及其制品,要从正规渠道购买冰鲜肉类食物。

② 处理生食和熟食的切菜板及刀具要分开,处理生食和熟食时注意洗手。

③ 肉食在制备过程中需要彻底烹饪和妥善处理,方可安全食用。

④ 避免挑食,注意水果类和蔬菜类食物的摄取。

为什么强调均衡饮食

合理安排饮食,可以提高自身免疫力。荤多素少、热量过高、脂肪过剩的饮食对人体非常不利,会使消化系统功能减退,身体抗病毒的能力下降,让流感病毒乘虚而入。所以要合理安排饮食,均衡地搭配蛋白质、糖类、脂肪、矿物质和维生素等各种有助于增强体质的营养素,还可以多补充一些富含维生素 C 的

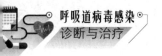
食物,因为维生素C有助于提高机体免疫力。饮食一定要规律,不可暴饮暴食,另外还要注意多饮水。

为什么专家建议要多饮水

补充足量的水分,一方面可促进机体新陈代谢,有助于提高身体的各项功能,包括对病毒的抵抗能力;另一方面,足量水分能稀释血液中的毒素,减轻感冒症状,缩短病程,而缺水则可能增加病毒感染概率。建议每天饮水量不少于2 000 ml,最好选择白开水、绿茶、菊花茶。

应该选择什么样的主食

应该选择有色主食,碳水化合物是免疫细胞最重要的物质基础,确保食用足够的含丰富淀粉的谷薯类食物,尤其是带点颜色的粗粮、杂豆,如颜色深红或黑紫色的黑米、红小豆、芸豆、紫薯等,这些杂粮含有丰富的花青素,对提高免疫力有帮助。另外,薯类食物如山药、芋头、红薯、紫薯等除提供大量维生素C、维生素B_1、钾、膳食纤维外,还含有具免疫促进活性的蛋白质,对于提高抵抗力也很有帮助。

为什么要选择优质蛋白质

多吃富含优质蛋白质的食物,如瘦肉、鸡蛋、奶类、鱼虾类、大豆及其制品等。它们不但是优质蛋白的最好来源,还提供丰富的维生素 A、B 族维生素和铁、锌等微量元素。优质蛋白质是良好免疫力的基础,维生素 A 和铁、锌等微量元素缺乏是造成免疫力低下的常见原因。另外,大豆中的皂苷具有抗病毒作用,凝集素有激活免疫系统的作用。所以,可用大豆来替代部分肉类,不仅可起到预防心脑血管疾病的作用,也有利于免疫系统功能的增强。

为什么要多吃新鲜的蔬菜水果

新鲜蔬菜尤其是颜色浓重的深绿色和橙黄色蔬菜,富含维生素 C、胡萝卜素和类黄酮等各种抗氧化物质,对提高机体免疫力具有重要作用。其中,所含的丰富胡萝卜素可以在人体中转变成维生素 A。维生素 A 不足时,呼吸道黏膜的抵抗力会下降,容易被病毒侵入。类黄酮能够和维生素 C 共同作用,对维护抵抗力也很有帮助。所以为预防流感,应多吃绿菜花、菠菜、油菜、胡萝卜、红薯、南瓜、西红柿等富含胡萝卜素的深绿或橙黄色蔬菜。

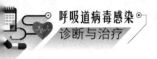

另外,颜色浓重的水果,特别是紫红色水果,如蓝莓、桑椹、草莓等富含花青素,对激发免疫系统的活力很有效。

菌菇类对身体有何益处

每天食用一款食用菌,包括香菇、草菇、银耳、猴头菌、茶树菇、金针菇及冬虫夏草等。自古以来,人们就知道食用菌类能增强机体的免疫力。如香菇中含有一种一般蔬菜缺乏的麦甾醇,它经太阳紫外线照射后,会转化为维生素 D_3,这种物质被人体吸收后,对于增强人体抵抗力有着重要作用。

呼吸道病毒感染患者应该避免食用哪些食物

在流感高发季节,要避免过量吃油腻和辛辣食物,这会加重内热,稍不注意外感风寒即可患上流感。虽说食物可以增强免疫力,但保持机体健康状态最关键的是要饮食均衡。

为什么要经常进行体育锻炼

首先,体育锻炼能够增强体质,提高抵抗疾病的能力,减少呼吸道病毒感染的概率,这一点大家都不难理解。其次,体育锻炼能够增强呼吸系统功能。呼吸道病毒主要通过呼吸道传播,感染者通过说话、咳嗽或打喷嚏等方式将病毒散播到空气中,易感者吸入后就会被感染。人群拥挤、空气不流通的公共场所传播更快。而体育锻炼可以增强呼吸系统功能,能增强自身的免疫力,增强机体抵抗病原微生物感染的能力,提高机体呼吸道和消化道黏膜上抗感染的分泌型免疫球蛋白 SIgA 水平,增加人体白细胞和杀伤细胞(NK 细胞)。第三,体育锻炼能增强神经内分泌系统的功能,促进人体自身分泌阿片肽,使人产生欣快感,从而增强抵抗病毒的信心。

什么是运动处方

运动处方是以身体练习为手段(含意念练习或以身体练习为形,意念练习为神的练习),以改进、完善、提高、增强身体某一部分或整体的功能而有针对性地实施的系列练习方法。运动处方按应用的目的和对象不同,可分为 3 类:健身运动处方、竞技运动处方和康复锻炼运动处方。健身运动处方是以生理学为理论依据,以健康人为对象,以安排适宜运动内容、运动强度、运动时间和运动频率的身体锻炼计划为基本手段,以增强体质,促进身体全面发展,提高生活质量为根本目的。它具有较强的科学性和针对性,便于自我评价,同时具备自我完善、自我发展、不断优化的特点。

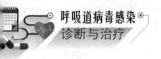

体育锻炼的目的是什么

增强体质,改善呼吸系统功能,充分发挥自身免疫防御系统的作用,调节情绪,增强抵抗呼吸道病毒感染的能力,降低感染呼吸道病毒的概率。

体育锻炼有哪些注意事项

如果是从不参加运动者,务必注意循序渐进的原则,运动过量反而会降低抵抗力,要坚持户外活动,特别是在阳光充足的地方运动。在运动过程中注意保暖,如果活动过程中出汗则应尽快擦干,防止气候变化引起其他病症。小运动量的锻炼可以在进餐和临睡前,较大运动量的锻炼则避免空腹和在晚间临睡前进行;早餐前不适合运动量过大及时间过长的锻炼;餐后 30 分钟内尽量不要进行剧烈运动;要适当增加营养,特别是蛋白质的供给;运动要持之以恒,长期坚持才能增强体质,提高防病抗病的能力。

运动前需要做哪些准备工作

运动前的准备工作要充分,可以晃动全身的各个关节,逐步放松肌肉并深呼吸,同时还要注意穿戴合适的运动装备,衣服要宽松舒适,鞋要合适牢固,防止在运动过程中扭伤。

（施天昀）

新型冠状病毒变异株

什么是新型冠状病毒变异株

　　随着新型冠状病毒肺炎疫情的持续,新的变异株的出现逐渐成了人们担心的问题。印度、美国、巴西、英国等国都出现了新冠病毒变异株。变异株很复杂,每个变异株都积累了一系列的突变,而这些突变都可能以意想不到的方式改变新型冠状病毒。

　　病毒的繁殖需要不断复制自己的基因组,但就像一台老旧的复印机一样,频繁的复制有时候会出错,而出错的副本就变成了变异株。相比于其他的病毒,新型冠状病毒因为具有校正机制,所以突变更加缓慢,但这也使得突变也更加稳定。而且这些错误或突变并不都会改变新冠病毒的特点,甚至往往会让变异株比原始毒株更弱。但一些罕见的突变的出现让新冠病毒出现了巨大的改变。具有这些突变的变异株传染性会更强,或者是更容易躲避免疫系统的攻击。

　　病毒不受控地复制越多,它积累这些有利突变的可能性就越大。这主要发生于病毒在人群中的快速传播,或者在一些抵抗力弱的人体中的直接复制时,比如患有艾滋病的患者存在自身免疫系统缺陷的情况。如果一组特定突变能让某个变异株更加有优势,它就会较其他的变异株流行更加广泛,成为让我们关注的变异株,比如德尔塔(Delta)变异株。

为了更好地理解变异株的出现和具体进化方式,我们还需要更多的研究,而流行病学可以帮助检测和追踪变异株,提示新的令人担忧的变异株的出现。

新型冠状病毒有哪些变异株

目前我们公认的新编病毒变异株分类方式主要是来自美国政府跨部门组织。他们根据变异株的特点,将其分为——有意义的变异株(variants of interest),包括 B.1.525、B.1.526、B.1.526.1、B.1.617、B.1.617.1、B.1.617.3、P.2,值得关注的变异株(variants of concern),包括 B.1.1.7、B.1.351、B.1.617.2、P.1,以及带来严重后果的变异株(variants of high consequence)。幸运的是,目前并无被归类于严重后果的变异株。

目前我们主要关心值得关注的变异株,这一类变异株传染性更强,可以引起更严重的疾病。在临床治疗上,较其他变异株感染或接种期间产生的抗体的中和作用显著减少,且治疗或疫苗的有效性降低,或诊断检测失败。

表3 值得关注的变异株

VOC	B.1.1.7	B.1.351	P.1	B.1.617.2
别称	20I/501Y.V1 VOC202012/01 Alfa 变异株	20H/501.V2 Beta 变异株	20C/S: 452R CAL.20C Gamma 变异株	20A/S: 478K Delta 变异株

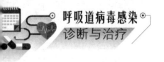
（续表）

VOC	B.1.1.7	B.1.351	P.1	B.1.617.2
首次识别	2020 年 9 月	2020 年 10 月	2021 年 1 月	2020 年 10 月
	英国	南非	日本、巴西	印度
流行国家/地区	182	131	81	132
传染性	增加约 50%	增加约 50%	增加 40%～120%	增加 100%

什么是德尔塔变异株

B.1.617.2[德尔塔(Delta)变异株]，最初在印度德尔塔发现。2021 年 6 月以来已经逐渐成为全球主要流行的变异株。目前，德尔塔(Delta)变异株已经蔓延至全球 130 多个国家和地区，成为全球最主要的变异株之一。

为什么德尔塔变异株这么"毒"

新型冠状病毒每一个都像穿着铠甲的战士，外面有一层聚糖组成的盔甲，可以帮助它们逃避机体免疫组织的识别。而这层盔甲上有突起的"尖刺"，称为刺突蛋白。病毒通过刺突蛋白与人体的细胞结合，从而攻击人体细胞。这个蛋白可以四处摆动、摇摆和旋转，可以帮助病毒以惊人的强度抓住人体的喉咙和肺细胞,与细胞结合。而刺突蛋白上新的有利突变可以进一步增加病毒与细胞的亲和力,如德尔塔变异株具有 D614G、L452R 和 P681R 等重要突变让它与细胞的结合更加紧密。与早期的病毒相比,德尔塔变异株在肺部和喉咙内的生长速度更快。

病毒与细胞结合后,它利用一种像小刀一样的宿主蛋白酶 TMPRSS2,在刺突蛋白上切一个小口,暴露病毒的氨基酸,迅速与细胞的膜结合,而刺突就像拉链一样将病毒与细胞拽到一起融合。它在人体内传播时,并不依靠内体,因而氯喹这样的内体破坏药物无效。进入细胞后,病毒通过多种机制,干扰宿主的免疫系统,影响它的警报系统,并接管细胞的翻译机器,从而改造细胞。离开细胞时,快速切割,迅速攻击下一个目标,这使得病毒更加有效地感染人体细胞。

德尔塔变异株的传播能力有多强

相比之前出现的变异株,德尔塔变异株的传播率增加了 100%,病毒载量高,传播速度快。德尔塔变异株平均潜伏期 4.4 天,平均传代间隔 2.9 天。而原始毒株平均潜伏期为 5.2 天,平均传代间隔 7.9 天。

德尔塔变异株的传播方式有变化吗

和原始毒株一样,德尔塔变异株仍然通过呼吸道、手和污染

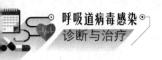
物以及气溶胶传播(飞沫混合在空气中,形成气溶胶,吸入后导致感染)。

因为德尔塔变异株重新定义的
密切接触者有哪些

过去对密切接触者的定义是发病前2天内跟患者的家人、家里的人还有同一个办公室的,或者1米之内有共同吃饭、开会等。而德尔塔变异株的出现更新了这个概念,在同一个空间、同一个单位、同一座建筑、同一栋楼,发病前4天,跟这些患者相处的都是密切接触者。

感染德尔塔变异株后会出现什么样的症状

新型冠状病毒主要症状是发热、干咳、乏力、嗅觉减退、鼻塞、流涕、咽痛、结膜炎、肌痛、腹泻。而感染德尔塔变异株后的症状并不典型,更像是一场"重感冒",最常见的症状是头疼、喉咙痛和流涕。感染者通常感觉没事,仅有些许不适。

德尔塔变异株会增加死亡风险吗

德尔塔变异株感染后容易发展为重症,会增加死亡风险和入院风险。德尔塔变异株具有极高传播力,可能在短期内迅速增加确诊人数,同时也可能增加入院人数,而短缺的医疗人员,不完善的设施,都会促使感染者死亡率的增加。

现有的疫苗对德尔塔变异株还有效吗

当前的疫苗仍然对德尔塔变异株具有保护作用。国产疫苗科兴新型冠状病毒灭活疫苗的免疫血清对德尔塔变异株的阳转率略有下降,但仍有 87.5%。而两剂 BNT162B2 和 ChAdOx1 疫苗的有效性分别是 88.0% 和 67.0%。尽管相比于原始毒株,疫苗的保护作用减小,但仍对人群有保护作用。

什么是免疫突破

针对新型冠状病毒肺炎,目前的疫苗仍然是有效的,接种后可以大幅度地降低感染风险。然而,没有一种疫苗能 100% 有效地预防接种人群的疾病。仍有一小部分完全接种过疫苗的人会生病、住院或死于新型冠状病毒肺炎。

新的变异株的出现,我们能做哪些努力

我们目前的防控政策仍然是内外同防、医患同防、人物同

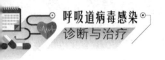

防、三防融合等。考虑到疫苗的有效性和保护性,我们仍然需要继续扩大疫苗的。截至 2021 年 6 月,疫苗接种覆盖人数已超过6.6 亿,我们还需要继续努力增加疫苗接种,直至全民均接种疫苗。此外,仅靠疫苗接种是远远不够的,疫苗突破者的出现更是提示了我们这一点。我们需要继续保持并加强非药物干预措施,而这场大流行暴发初,我国对疫情的有效控制是最好的证明。目前,多个国家不同组织加入到这场"战争"中,如中国疾控中心、美国疾控中心、英国公共卫生组织。更多的研究者也参与其中,我们可以期待特效药的出现。

表 4 社区防控和医院防控方式

社区防控	医院防控
疫苗接种	加强发热门诊体系建设
保持手卫生	快速筛查病例和病原检测
保持社交距离	医务人员正确使用 PPE
咳嗽和打喷嚏时使用纸巾或屈肘遮掩口鼻	患者管理:佩戴口罩
保持室内空气的流通	加强通风和环境消毒
出门佩戴口罩	高风险医疗操作的防范
居家消毒	设定点医院,全部收治

新型冠状病毒肺炎疫情什么时候会结束

只要病毒还在传播,那么变异株会持续存在,甚至新的变异株、更加可怕的变异株会出现,风险持续存在。疫情可能比想象

中持续时间更长,更可能向流行性季节疾病过度。我们要做好
与之共存的准备,扩大疫苗的普及率,加强非药物干预措施,如
戴口罩、保持社交距离、勤洗手等。

疫苗可以混打吗

　　自行盲目胡乱混打疫苗可能会为国家的疫苗计划带来干
扰,造成混乱。但合理的疫苗序贯接种可使得人群获得更高免
疫效力。在阿联酋开展的大规模临床研究中,国药中生生物技
术研究院/新型疫苗国家工程研究中心采用序贯接种策略,评估
了中国生物"灭活+重组"异源序贯加强方式的免疫效力的优
势,同时发现安全性良好。合理的疫苗的序贯接种可能更有效
地保护这场病毒大流行中的人群。

什么是奥密克戎变异株

　　WHO 2021 年 11 月 26 日将新型冠状病毒变异毒株 B.1.1.529
列为"需要关注"的变异毒株,并以希腊字母"O"(奥密克戎)命
名。奥密克戎于 2021 年 11 月 9 日最初在南非博茨瓦纳发现,这
种新的变异株积累了大量的突变,仅在刺突蛋白上的变异就有
32 个,而新型冠状病毒正是通过"佩剑"刺突蛋白与人体细胞受
体结合感染人体的,这些突变可能让奥密克戎产生更高的传染

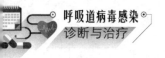

性,且有更明显的免疫逃逸。世界正遭受奥密克戎疫情的袭击。在南非被发现2周后,奥密克戎已经成为南非豪登省新型冠状病毒肺炎病例的绝对优势株。英国部分地区,奥密克戎毒株感染的例数以每48小时翻1倍的速度扩张它的"江山"。

奥密克戎变异株的传播性如何

奥密克戎变异株具有超高的传染率,刺突蛋白上的32种突变,其中许多在其他变异株中都没有见过,许多突变位于"佩剑"的"剑锋"受体结合域上,进一步增加了病毒与细胞的亲和力。奥密克戎变异株比德尔塔变异株的传染率增加了2.8倍。从公共卫生角度,奥密克戎仅在3周之内就取代了德尔塔变异株,成为美国最流行的变异株,可见其传播率之高。

奥密克戎变异株引起的症状与其他变异株有什么不同吗

奥密克戎与其他变异株类似,没有特殊发病症状的变化,部分甚至不会产生任何症状,且以年轻人为主。南非本土的一家大型医院感染新型冠状病毒肺炎患者的研究表示,虽然奥密克戎似浪潮一样迅速席卷,但它导致的疾病症状比早期流行的病毒株轻得多。看上去,似乎奥密克戎是温和的存在,但我们并不能忽视它的高传播率,人群之间的迅速传播可能引起它产生更可怕的突变。

奥密克戎变异株的致死率如何

　　除了症状温和外,奥密克戎的死亡率也较低,南非的住院人数达到了前一波疫情记录的一半,每周死亡人数不到早期记录的1/5。与同一时期数据对比,奥密克戎降低了80%的住院可能性,患严重疾病的可能性降低了70%。目前来看,奥密克戎的致死率并不高,但这只是南非的"一家之言",我们需要更多国家的研究来更好地解释说明。

现有疫苗对奥密克戎变异株有效果吗

　　WHO认定,中国国药集团和科兴公司生产的新型冠状病毒疫苗可预防奥密克戎毒株导致的重症住院风险,预计疫苗对重症住院患者的保护力将继续维持。在奥密克戎变异株高度流行的南非,与德尔塔变异株流行期间的93%相比,两剂BNT162B2的接种预防住院的有效性为70%,有所下降,但仍有保护性。以色列的研究表明,三剂BNT162B2相比于两剂的接种具有更高的抗体中和滴度,这意味着,三剂的接种或可带来更好的效果。

（张萌）

健康中国·家有名医丛书
总书目

第一辑

第二辑

13. 呼吸道病毒感染诊断与治疗
14. 心血管内科疾病诊断与治疗
15. 老年眼病诊断与治疗
16. 肺结核病诊断与治疗
17. 斑秃诊断与治疗
18. 带状疱疹诊断与治疗
19. 早产儿常见疾病诊断与治疗
20. 儿童佝偻病、贫血、肥胖诊断与治疗
21. 儿童哮喘诊断与治疗
22. 皮肤溃疡诊断与治疗
23. 糖尿病视网膜病变诊断与治疗
24. 儿童性早熟诊断及治疗
25. 儿童青少年常见情绪行为障碍诊断和治疗
26. 儿童下肢畸形诊断和治疗
27. 肺癌诊断与治疗